黄保中

学术经验精粹

吴文平　吕文哲　刘素香　编著
黄小林　孔　莹

U0340278

中国中医药出版社
·北京·

图书在版编目（CIP）数据

黄保中学术经验精粹／吴文平等编著 . —北京：中国中医药出版社，2013.1

ISBN 978 - 7 - 5132 - 1274 - 8

Ⅰ. ①黄… Ⅱ. ①吴… Ⅲ. ①中医学临床 - 经验 - 中国 - 现代
Ⅳ. ①R249.7

中国版本图书馆 CIP 数据核字（2012）第 290690 号

中 国 中 医 药 出 版 社 出 版

北京市朝阳区北三环东路 28 号易亨大厦 16 层

邮政编码　100013

传真　010 64405750

三河西华印务有限公司印刷

各地新华书店经销

*

开本 710 × 1000　1/16　印张 13.25　字数 174 千字

2013 年 1 月第 1 版　2013 年 1 月第 1 次印刷

书　号　ISBN 978 - 7 - 5132 - 1274 - 8

*

定价　29.00 元

网址　www.cptcm.com

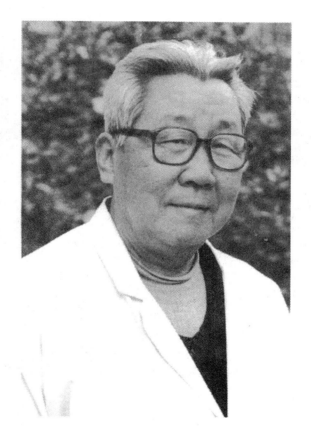

黄保中主任医师

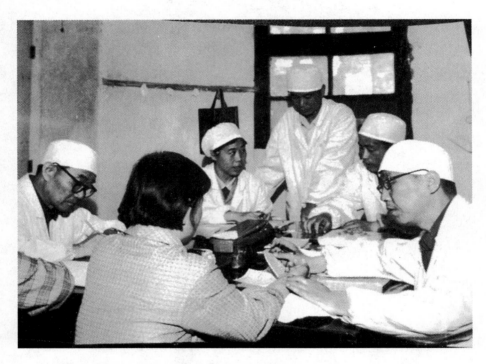

20世纪70年代后期，黄保中主任医师（右一）门诊工作照

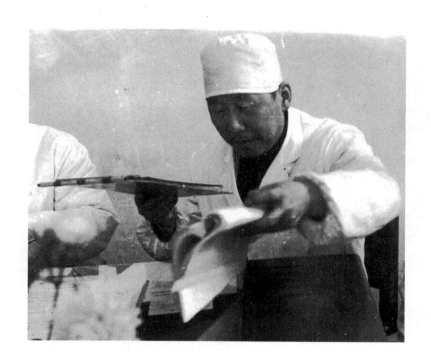

20世纪80年代，黄保中主任医师查阅病历

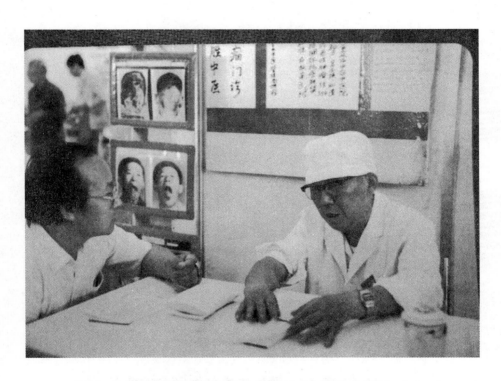

1990年，黄保中主任医师在北京参加百名中医专家门诊

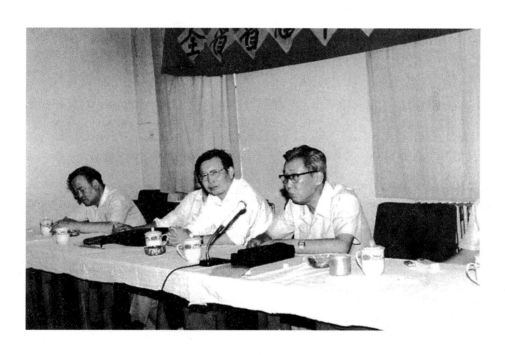

黄保中主任医师参加陕西省首届中医肝病会议

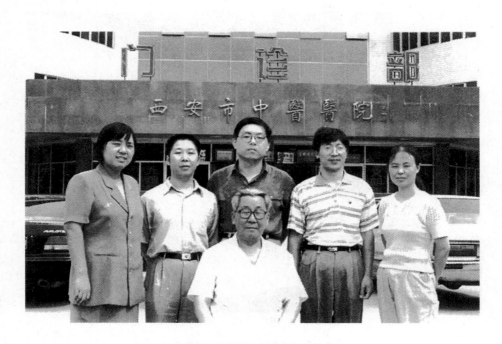

2003年，黄保中主任医师与弟子的合影

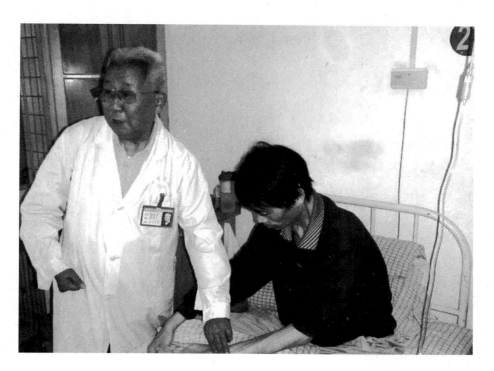

2009年，黄保中主任医师查房

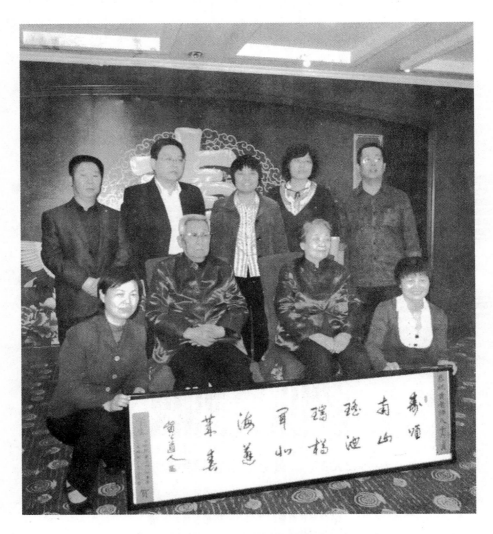

2011年，黄保中主任医师夫妇与弟子的合影

内容提要

本书系统介绍了名老中医黄保中主任医师治疗肝病、热病、肾病及肺系疾病的学术思想和思辨特点，以及其分期辨治肝炎、肝硬化和辨治慢性阻塞性肺疾病的诊疗方案，同时对其六首经验方进行了深入的阐释。书稿收集整理了黄保中主任医师诊治的 30 余例临床典型医案。全书内容翔实，可操作性强，具有较高的临床应用价值，亦可作为中医研究者的参考资料。

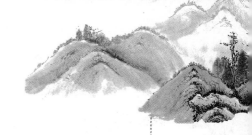

前　　言

　　"中国医学是一个伟大的宝库"，而老中医药专家是祖国医药宝库中最宝贵的财富。他们的学术思想和临床经验，是中医理论与长期医疗实践的结晶。做好名老中医药专家的学术继承工作，关系中医学术的传承，关乎人民群众的健康，具有非常重要的历史意义和现实意义。国家对于名老中医学术思想、临床经验的传承非常重视，近年来逐步加大对中医药的投入，并拨专款对名老中医学术思想、临床经验进行研究整理。

　　吾师黄保中主任医师为陕西省名老中医，第二、三、四批全国名老中医药专家学术继承人导师。他秉承家学，并继承了我院已故名老中医顾惺夫、沈反白、王懋如3位先生在脾胃、肝病、温病等方面的学术经验。先生治学严谨，医术精湛，从事中医临床近60载，擅长肝病、热病、肾病、脑病高热及内科杂症等的诊治。并且在长期的医疗实践中形成了自己对疾病独到的认识及诊疗经验。在中医学术上，力倡中医现代化，突出中医特色；对中医学术的发展，主张"我非故我，我还是我"；对西医学术，主张采取"心知其意，不为所囿"，"以我为主，取长补短，为我所用"的策略；治疗上，奉行"能中

1

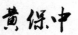

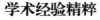

不西，先中后西，中医综合，中西结合"的原则，并力主中医治疗急症。

　　我们跟随先生学习多年，由一个立场不太坚定的初级中医大夫，逐渐成为一个立场坚定、学有所成的铁杆中医。经过不断地跟师学习及临床实践，理论水平不断提高，临床经验日趋丰富。通过先生的言传身教，临证点拨，悉心指导，对先生的学术思想和临床经验有了深刻的认识和理解，对先生严谨的治学态度和高尚的医德医风深有体会。作为先生的学生和传人，我们有责任和义务系统研究整理其学术思想及临床经验，使之得以传承，并发扬光大，从而造福社会，造福民众。"十一五"国家科技支撑计划设立"名老中医临床经验、学术思想传承项目"，我们进行了申报，有幸中标，得到国家的资助，能够保障我们对先生的临床经验、学术思想的系统研究和整理得以顺利进行。经过3年的努力，我们顺利完成了"黄保中临床经验、学术思想研究"这一课题，并顺利通过国家验收，并整理形成黄保中主任医师成才经验、养生保健经验、诊治外感热病的学术思想与思辨特点、诊治肝病的学术经验与思辨特点、诊治肾病的学术思想及思辨特点、诊治肺系疾病的学术思想及思辨特点等，并精选了先生临证病案30余份，写成医案。

　　为了使先生的学术思想和临床经验得以传承，为了使更多的中医药工作者能够了解和掌握先生的学术思想和临床经验，使更多的患者受益，造福社会，造福百姓，我们进一步整理与修改临床诊疗材料，形成了十余万字的书稿，拟以出版。

　　在此，首先感谢先生多年的辛勤培养和谆谆教导；感谢各级领导的大力支持；感谢各位师兄弟的不吝赐教；感谢中国中

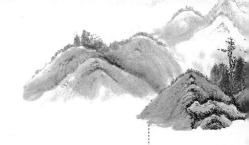

医药出版社的大力支持。

由于我们水平有限，对先生的学术思想及临床经验领悟不够透彻，因而错误及不足之处在所难免，敬请大家不吝赐教，以便改正。

编者

2012 年 11 月 6 日

目　　　录

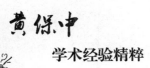

黄保中

学术经验精粹

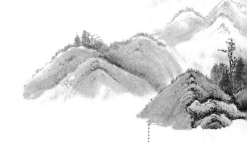

第一章　成才经验

个人经历

　　1932 年 8 月 26 日，黄保中主任医师出生于陕西省西安市长安县，后随父举家迁入西安城内。先生出身中医世家，秉承祖、父两代之家学，17 岁正式随父黄钟山学习中医。1951 年起先后在秦岭中医学校、陕西省中医进修学校学习。毕业后于 1955 年进入西安市中医医院，独立从事中医临床工作，先后跟随本院已故名老中医顾惺夫、沈反白、王懋如 3 位先生，学习他们在脾胃病、肝病、温病等方面的学术经验。先生从住院医师做起，逐步成为主治医师、内科秘书、内科主任、院长、技术顾问。

　　先生曾担任中华中医药学会委员、陕西省中医药学会副会长、西安市中医学会副会长、陕西省中医中西结合学术委员会委员、陕西省新药评审委员会委员、《陕西中医》编委会副主任委员、陕西省中西结合学会肝病委员会主任委员。1997 年起先后担任国家第二、三、四批名老中医学术继承人指导老师。

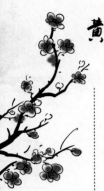

成长过程

一、家庭熏陶及早期理论学习，奠定了坚实的基础

先生出生于中医世家，秉承祖、父两代之家学，从小耳濡目染，对中医及中国传统文化具有浓厚的兴趣。幼年、少年即开始学习崔嘉彦《四言脉诀》、雷公《药性赋》、汪讱庵《汤头歌诀》，并阅读四书、五经等中国传统文化典籍及其他相关书籍；17 岁随父黄钟山学习中医，随诊前后，了解到当时百废待兴、缺医少药的社会现状，深解病人的痛苦与期望、病痛的顽固以及中医药治疗的良好效果，深刻体会到患者疾病好转或痊愈后医者的自豪及成就感，同时亦感觉到作为医生的社会责任感和使命感，坚定了要成为一名医生，特别是一名中医大夫的信念。1951 年至 1955 年，先后在秦岭中医学校、陕西省中医进修学校学习，系统学习了《黄帝内经》、《伤寒论》、《金匮要略》、《温病条辨》四大经典及中药、方剂及中医内、外、妇、儿等课程，学习期间，废寝忘食，挑灯夜读，为弄懂一个问题，经常不辞辛苦，反复查阅典籍，向老师及父辈、长者请教，和同学探讨，打下了坚实的中医理论基础。直至现在，先生在门诊应诊、病房查房、会诊、带教学生时，仍能对四大经典及其他中医典籍中的重要条文朗朗诵出，引经据典指导临床治疗及学生学习。

二、师承名师，坚定信念，受益匪浅

50 年代，先生先后跟随本院已故名老中医顾惺夫、沈反白、王懋

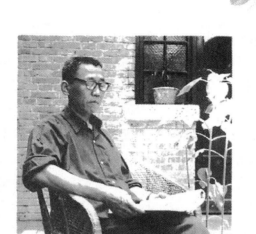

黄保中主任医师早年学习照

如，继承学习了他们在脾胃病、肝胆病、温病等方面的学术经验，领悟所长，深有心得。在跟随顾惺夫老先生学习治疗脾胃病期间，遇到一位消化道溃疡病人，患者腹部疼痛，表情痛苦，双手抱腹，辗转反侧于床铺之上。当时既无外科手术条件，西医亦无其他有效药物，鉴于此种情况，先生请示顾老后，予生甘草半斤浓煎频服，服用一天后疼痛逐渐缓解，两天后疼痛基本消失，但两天后患者出现颜面、肢体水肿，腹部亦肿大，并逐渐加重，不能坐起，双手不能触及双脚。顾老指出此为甘草的不良反应，不必停药，随疼痛程度减轻可逐渐减少甘草用量，肿胀自然消失。3天后患者腹痛消失，减量用药，一周后颜面及肢体水肿消失，肿大之腹部亦恢复原状。从此病例中，先生再次体会到中医的神奇疗效，更加深了对甘草用量及疗效的理解。在跟随王懋如老先生学习治疗温病时，曾治疗一例患伤寒高烧不退的病人，为观察病情，黄老放弃休息，守候于病房，骑自行车往返于医院、老师家，及时将病人情况告知老师，并将老师对患者治疗方案的变更及时应用于病人，从而使病人病情好转、痊愈。先生再次体会到做一个好医生应知常达变。和沈反白

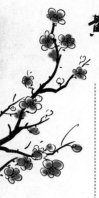

老先生学习治疗肝胆病时，采用逐水法治疗肝硬化腹水，为准确记录病人的出量，先生曾亲自为病人测量大、小便的数量。期间遇到一位肝硬化大量腹水合并妊娠 7 个月的妇女，病人腹胀难忍，坐卧不宁。治疗中沈老指示给予峻下逐水之法，开药时，先生犹豫了：孕妇应禁用峻下逐水药呀！他再次询问老师时，老师坚持处方没错，同时建议联系妇科专家，后联系西安市第四医院的妇科专家，亦无其他更好的办法，同意他们应用峻下逐水法治疗，若有意外，愿随时前来协助治疗。他怀着忐忑的心情看着病人服下中药，2 小时后患者开始大便，次数较多，开始为正常大便，后几乎为稀水便，但并无腹痛、阴道出血等先兆流产迹象，且自感便后腹胀症状改善。两天后患者腹胀明显减轻，后腹胀进一步减轻并消失；继予患者服汤药调理，足月时顺产一女婴。这使先生真正理解了"有故无殒，亦无殒也"的道理。通过几年跟随名师学习，先生不仅增加了阅历，提高了处理各种疑难疾病的能力，丰富了临床经验，同时更加坚定了要成为一名好医生的信念。

三、博览群书，深研经典，为我所用

先生一生勤奋好学，他博览群书，深研经典，旁通诸家。他长期坚持阅读有关经典著作，从《黄帝内经》、《伤寒杂病论》到《备急千金要方》、《外台秘要》，再到《医宗金鉴》、《本草纲目》，以及《血证论》、《理瀹骈文》，更有清代叶、薛、吴、王和近代名家之著述，无不涉猎，从中汲取精华，为我所用。如先生对张仲景十分推崇，认为其著作论点明确，论据充分，处方用药简单实用，对临床具有很好的指导作用。他对《医学衷中参西录》亦有深入研究，将书中之"肝脾双理丸"和"新加和肝丸"化裁，组成"和肝理脾丸"，以"肝苦急，急食酸以敛之，辛以散之，甘以缓之"理论为依据，酸甘化阴，辛甘通阳，具有护肝解毒、活血扶正之综合效应。临床应用 30 余年，实践证明具有缓解症状，改善病情，阻断病机，促进各种生化指标改善的作用。同时，

先生多年来一直阅读《中医杂志》、《中国中医药报》、《医学与哲学》等报刊，借鉴现代医家的各种经验。如在肝病黄疸的治疗中，他吸取方药中、王承柏等大家的经验，使用升麻以祛风清热解毒，重用赤芍以凉血活血，临床取得很好的疗效。

四、重视临床，强调理论与实践的结合，不断总结提高

先生经常教导我们："'有诸内必形诸于外'，临证只有仔细观察，才能抓住病机，准确遣方药用。"在基层治疗流行性出血热期间，曾治疗一数代单传之男孩，患者病情较重，为观察病情，积极处理，先生与下级大夫整日整夜守护在病床边抢救，但终因病情危重，患儿最终死亡。本以为家属会来闹事，但患者家属却买来礼品表示谢意，并赞道："从来没见过这么认真负责的大夫。"为观察二丑、巴豆霜、甘遂等泻药泻下作用的强弱及其副作用，先生曾亲身尝试，并动员学生服用。先生强调要多向他人学习，"他山之石，可以攻玉"，博采众长，不断总结，只有这样才能提高。20世纪60年代，先生参与西安地区地方性甲状腺肿、克汀病的防治，据中医"瘿气"、"小儿痴呆"等理论，设计总结出以鹿角、硫黄、海藻等为主的方案，临床对照观察克汀病的治疗。20世纪70年代以来，先生通过不断的临床总结，发表了《病毒性肝炎的辨证论治》、《流行性出血热的临床观察分析》、《寒热对比治疗出血热27例》、《关于慢性肝炎、肝硬化治疗突出中医特色的几个问题》等论文20余篇，分别在《陕西中医》、《陕西中医学院学报》、《急症通讯》等杂志发表。特别是在20世纪80年代，先生深入基层，对流行性出血热进行观察研究，为中医急症的发展开了一个好头。与此同时，先生发表了《谈统一中医病名的几个问题》、《医学模式的转变与中医医院的建设》等论文，对中医知识结构、统一中医病名、中医内科研究方法、中医学术及战略思想等进行探讨。

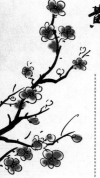

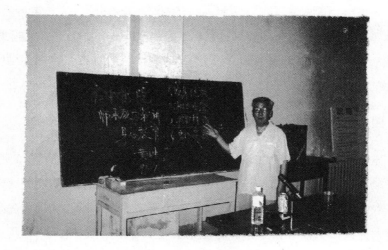

黄保中主任医师在授课

五、持平常心，做普通人

先生淡泊名利，常言："持平常心，做普通人。"他生活俭朴，衣着普通，三餐简单，云"粗茶淡饭，填饱肚即可"，反对铺张浪费。直至今日仅住两室一厅约 70 平方米的房子。在担任院长期间，分房首先考虑的是老中医及更困难的职工，从没想到自己。临床处方、用药，先生始终恪守简、便、验、廉的原则，经常一付药不足两元钱，有时不足一元，贵者亦仅几元钱，但疗效显著，受到患者好评。对于有的患者因路远或挂号室下班没挂到号，先生也给予免费诊疗。有一次，一位从广州慕名来看病的患者，诉数月来上腹部胀满难忍，口苦，食少，体重明显下降，曾行腹部 B 超、胃镜、肝功等检查均无异常，在多处求治疗效欠佳。观其舌质红，苔厚腻，脉弦滑，先生辨证为肝胃不和、湿热中阻，给予和肝理脾丸口服。患者看着几块钱的药，心存疑虑，说："医生，您给开点好药，钱不是问题。""吃这些药就可以了！"先生坚持说，同时留下家里电话，让病人及时告知服药后的反应。3 天后病人打来电话说腹胀减轻、食欲增加；1 周后病人来电话说不适症状均明显减轻，后服药 1 月后症状基本消失。后患者每年来医院一次，带数十盒和肝理脾丸回去，同时将此药推荐给亲戚、朋友。从初次行医的小医生，到主治医师、主任医师，到西安市中医医院的院长，再到国家级名老中医学术继承人导师，先生对病人始终同情体贴，凡登门求治者，无论地位高低、财资厚薄、老叟幼童、轻病顽疾，他都精心调治，一丝不苟，因而在同行及普通百姓中均口碑甚好。

六、重视带教，强调 "教学相长"

先生长期致力于中医教学工作，曾担任 5 期西安市中医学徒班及历届高级西医学习中医班的教学工作，讲授中医基础、温病、内科、方剂等课程，并承担陕西中医学院等院校实习生和进修人员的带教工作，认真负责，身教为先。退休后，先生老骥伏枥，接连担任西安市卫生局内科临床研究生导师、国家及陕西省名老中医学术继承人导师，一周 3 次门诊、2 次病房查房指导，危重、疑难病人随时查房、随地指导。对于实习、进修人员，先生从不另眼相看，尽其所有，倾囊相授，知无不言，言无不尽。先生尽量为学生争取机会，带领学生参加相关研讨会、论证会。他强调 "教学相长"，坚持自掏腰包，每月请学生聚餐一次，名曰 "工作会餐"，在进餐中谈天论地，从生活起居到做人行事、待人接物及行医看病、处方用药，均予以指导。先生常说，年轻人思维活跃，和你们相处，可以接触新事物，了解新思想、新变化，吃饭时也可以多吃点。对于为相关科室会诊查房，科室给予相应的酬劳，先生从不收取，或将其用于请医生、护士聚餐，常言 "我是中医院培养出来的，我的一生都是为了中医事业，虽然我退休了，但是我仍然有工资，生活有保障，所以只要我有能力，仍然愿意为中医及中医院服务。"先生曾荣获国家级名老中医继承人优秀指导教师称号。

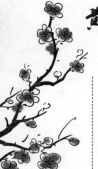

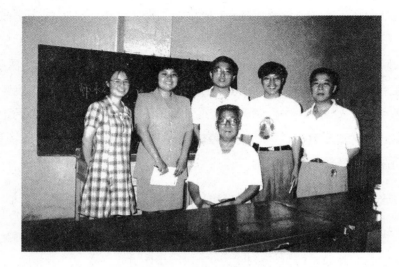

黄保中主任医师与学生们的合影

七、不断总结，自成一家

先生从医 60 余年，独立行医近 60 年，理论功底扎实，临床经验丰富，他重视临床实践，强调疗效才是硬道理。因此，他一方面熟读经典，深入研究思考，并旁及诸家；另一方面，又在实践中不断总结，把实践中的经验提升到理论高度。他崇尚的古今中医药大家有张仲景、孙思邈、李东垣、叶天士、张锡纯、秦伯未等，涉猎的医学著作有《黄帝内经》、《伤寒论》、《金匮要略》、《千金方》、《外台秘要》、《脾胃论》、《医宗金鉴》、《本草纲目》、《血证论》、《理瀹骈文》、《临证指南医案》、《医学衷中参西录》等，最欣赏的格言是"医者，仁术也"，宁愿人常健，何妨我独贫。他常言"小车不倒只管推"，而先生也是在中医诊疗这条坎坷的道路上奋力前进着。经过无数次的实践、学习，先生积累了丰富的诊疗经验，结合多年的教学心得体会，逐渐形成自己独特的临证思辨特点与诊疗方法。先生尤其擅长肝病、热病、肾病、肺病、脑病高热及内科杂症等的诊治。先生常说，对前人的经验应该继承和遵循，但更应该发扬，发扬才是最好的继承。一味墨守成规，不敢越雷池一步，只能使中医萎缩。先生在学术思想上对中医学术的宏观性、整体性、动态性、气化性阐释精彻。先生主张随着当今科技的发展，中医自身必须客观化、规范化、统一化，但又必须保持中医特色，不能西医化。对西医学术应"心知其意，不为所囿"，采取"他山之石，可以攻玉"的拿来主义，"取我所需，为我所用，我非故我，我还是我"。临证中强调中医特色，重视辨证论治，提倡病证结合，衷中参西；倡导"言必有征，无征不信，论必有理，理必有据"；主张"继承不泥古，创新不离宗"；遵循"能中不西，先中后西，中医综合，中西结合"，力主中医治疗急症。先生提出了病毒性肝病的中医病名——肝瘟；在外感热病诊治中，主张"寒温一统论"，并提出了"三段诊治论"、"清气扭转论"、"护阴存津论"；在辨治肺系疾病过程中，特别重视"平衡调节"疗法，提出"见肺之病，当先实脾"的观点；在肝病与肾病的治疗中，主张按病情特点及发展阶段的不同，分期辨治。

读书心要

作为一名中医，多读书，读好书是必要的。先生常教导我们："作为一个医生，要活到老，学到老。"他身体力行，不管春夏秋冬，几乎每天都要抽时间读书学习，从四大经典到各家学说、医案医话以及报刊，他无不涉猎。兹就先生之心得，分述如下：

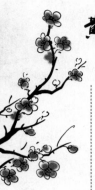

黄保中
学术经验精粹

一、泛读

中医学是在中医理论指导下运用中药、针灸等治疗疾病的一门科学。其历数千年，经久不衰，充分证明了其博大精深，效用可靠。要学好并运用自如，绝非易事，无论是初学者，或具有一定基础者，都要不断学习，阅读相关书籍、资料等，从中汲取精华，才能打好基础，拓展思维，并实践于临床，以治病救人。泛读即指尽可能多地博览群书，广阅杂志、资料等，包括经典著作、各家学说以及现代中西医学的相关书籍和杂志均应有重点的选择阅读，这样才能打下良好的基础，拥有广博知识，用之临床才能效用良好。先生认为泛读的书籍不仅包括《黄帝内经》、《伤寒论》、《金匮要略》、《千金方》、《外台秘要》、《医宗金鉴》、《本草纲目》等经典医籍，而且包括各家的代表性著作，并应对自己专业的相关西医书籍也要浏览。先生特别指出：一些古代的文学作品也应有所涉猎，特别是对历代医学名著的序言要认真阅读，只有这样才能打下良好的古汉语基础，了解古代医家当时的心理，更加准确地理解古代文献的含义。

二、精读

泛读是需要的，而精读是必须的。精读就是在泛读基础上，抓住重点，反复研读，深究其义。只有反复研读，深究其义，才能有所收获，有所发挥。先生认为《黄帝内经》、《伤寒论》、《金匮要略》、《千金方》、《外台秘要》、《脾胃论》、《医宗金鉴》、《本草纲目》、《血证论》、《理瀹骈文》、《临证指南医案》、《医学衷中参西录》、《温病条辨》、《蒲辅周医案》等，应该精读，因四大经典乃中医基础之基础，必须精读。只有精读，才能深入理解，领悟其中深意。而其他所列，均为具有代表意义的综合性著作、专论、方书、本草、医案等，亦应深入研读。只有这样，才能对中医理论深入理解，应用于临床才可能"效如桴鼓"。先生认为，作为现代中医应注意吸取前辈成熟的经验，因此应精读《实用中医内科学》、《现代中医内科学》、《中医症状鉴别诊断学》、《中医证候鉴别诊断学》，这样可节省时间与精力，把有限的时间与精力投入到中医临床中去。

三、读书与临床

读书的目的是为了提高理论水平，指导临床实践。先生指出：要切忌死读书，应"择其善者而取之"。读书过程要善于独立思考，融会贯通，举一反三，临床中应认真分析，仔细辨证，合理用药，切忌生搬硬套，墨守成规。如枳术丸，枳实与白术之比例为1：2，其功用为消食健脾，主治脾胃虚弱，饮食停滞，脘腹胀满，不思饮食。若脾胃虚弱，气机阻滞，那么枳实与白术之比例应改为1：1。若气滞明显，则枳实与白术之比例应改为2：1或3：1……总之，应法随证变，药随法变，不要照搬照抄，犯教条主义的错误。先生经常教导我们要"通古融今"，"继承不泥古，创新不离宗"，要"衷中参西，病证结合"。

四、临证要诀

先生经常教导我们："中医之所以经久不衰，是因为其确有疗效。只有多临床，多总结，才能提高疗效。"只有在临床中不断实践，不断总结，才能提高临证水平，成为名医。老师在临证中主要强调以下几点：

（一）重视四诊合参，认真剖析病机

先生临床重视四诊，认为四诊缺一不可，故对每个病人，不仅要仔细询问病史，还要坚持亲自查体或让有经验的侍诊学生对病人查体，以获得真实全面的资料，四诊合参，给予准确的诊断与治疗。如在肝病诊治中，对于问诊，先生要求一定要全面，不仅要详问病史，对于女性，还要问月经史、个人史等。对于望诊，不仅要望头面还要望胸腹，望舌

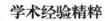

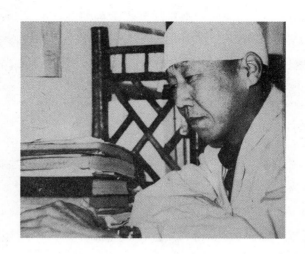

20世纪70年代后期，黄保中主任医师门诊照片

下脉络，甚至要求亲自观察大、小便。对于切诊，除切脉外，还要切胸腹、切皮肤是否温热。对于四诊的资料，要进行分析，去伪存真。然后分析病机，确定治法与方药。如曾有一例肝硬化病人，女性，36岁，两个月未来月经，检查并未怀孕。先生结合其四诊情况：面色无华，肌肤甲错，精神差，乏力身困，纳差，胁下积块，舌淡暗，苔薄，脉弦细，辨证为肝郁脾肾气阴虚，给予疏肝健脾、益气养阴、活血化瘀之治。两月后，患者精神好转，面色如常，诸症消失，月经亦正常。事后我们向先生请教，先生说："肝为女子之先天"，肝病日久，气血失常，因而出现闭经。临床中先生非常注重剖析病机，认为病机明确，治疗用药也就一目了然。如他分析慢性肝病的病机，早期病在气分，多为实证，常以湿热疫毒内伏多见。病延日久，肝脾日虚，进而累及肾脏，肾阳虚不能温煦脾土，肾阴虚不能滋养肝木则肝脾更虚，肾虚关门不利致水湿代谢失常；痰瘀痹阻，水湿内停，邪留血分，而终成后期虚中夹实之证。

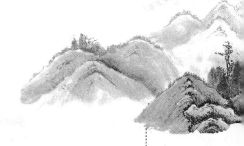

（二）强调坚持治疗，辨证应用中成药

大多数慢性疾病治疗调理需要较长时间，或者需要长期用药才能保持稳定，但长期服用汤药又不方便。先生强调慢性病人应坚持治疗，可辨证应用中成药以克服汤药之不便。如慢性肝炎、肝硬化，经中医或中西医结合治疗，大多数人症状均可消失，纳食增加，体力改善，腹水消退，指标改善。许多人因此便停止治疗，或因服用汤药麻烦等原因而中断治疗。因而体质不能完全恢复，肝炎、肝硬化之病理亦没有彻底改善，故每因各种诱因而致再次或反复发作、加重，甚至死亡。先生认为"慢性肝炎、肝硬化是经数年甚至数十年发展而来，因而其治疗亦不是短期就能解决一切问题"，因此在症状消失后，仍应坚持用药。为克服汤药难以坚持、煎服不便等缺点，先生在辨证的前提下，给予病人中成药服用以便坚持治疗。临床常根据患者正、邪、虚、实的不同，予扶正、祛邪两类中成药配合使用。扶正以和肝理脾丸、生脉口服液、补中益气丸、杞菊地黄丸、贞芪扶正胶囊等。祛邪以大黄䗪虫丸、复方丹参片（或复方丹参滴丸）、血府逐瘀口服液等。另外，瘀热盛者可予清开灵冲剂（或胶囊），湿热盛者可加用龙胆泻肝丸、牛黄解毒片等。临床使许多患者病情稳定、带病延年，有的甚至痊愈。

（三）衷中参西，病证结合

先生认为：中医的精髓是辨证论治，辨证论治是中医活的灵魂。而一方一药通治一病，是僵化地、静止地、凝固地看待疾病，忽视疾病是一个发生、发展变化的动态的病理过程，它违背了中医辨证论治的诊疗特点，与中医的特色背道而驰，只能将中医引向灭亡。因此，先生提倡"衷中参西，病证结合"，提出在西医病的前提下，根据中医辨证，分阶段进行治疗，这样有利于疾病的早期发现、早期诊断，防止误诊、漏诊。在辨病的基础上进行辨证施治，以辨别疾病不同阶段的不同病因病机，然后处方用药，灵活加减，这样治疗才更有针对性，效果也更好。

（四）选药组方，不拘一格

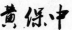

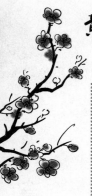

先生临证选药组方，常常不拘一格，该用经方则用经方，该用时方则用时方，有时经方、时方共用，始终坚持"法随证变，方随法变"，临证注重的是治则与治法，根据治法选药组方。先生临证用药少而精，一张处方少时仅三四味药，多则七八味药，最多亦不超过十一二味。许多时候，只选取某个处方主要的几味药，以取其义，但疗效显著，受到患者好评。

（五）反复思考，不断总结

名医之所以被称为名医，是因其临床疗效确实较一般的医生好得多。别人治不好的病，他能治好，别人不愿治的病他愿治，而且还能有效。每一位名医在成长过程中都经历了不断探索、反复思考、不断总结的过程，并加以发挥。效果不佳时，则反复思考，查阅医籍，研究分析，寻求变化，只有这样，才能使自己的医疗技术不断提高，成为大医。如先生曾治疗一位老年便秘的患者，长期便秘服用各种通便药导致肠道津液更加亏耗，加之见肌肤甲错，初诊辨证为血虚便秘，予增液汤加减以增液行舟，养血润下，但无效。二诊调整为增液承气汤，以加强通下之力，仍无效，且更加虚弱。三诊患者诉虽有便意，但努挣不出，且气喘，气短，见舌红少津，脉细弱。再次斟酌辨证，患者虽血虚明显，但血虚日久必导致气血两虚，气虚下陷，肠燥津枯而燥屎内停，故治以升举阳气，养血润燥。先生重用黄芪、炙甘草以益气；升麻、防风升阳举陷；当归补血养血。组方精炼，药少量足，直中要害。服药1剂即解大便，腹胀减轻，效不更方。后患者大便规律，每日1次，乏力、气短等诸症明显改善，病情好转。由此可见"反复思考，不断总结"之重要。

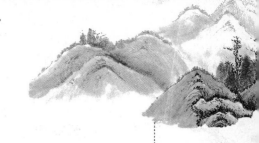

第二章　学术思想与思辨特点

外感热病

一、寒温一统论

伤寒学和温病学是中医外感热病学发展过程中不同历史时期所形成的两种不同的理论体系。《黄帝内经》、《伤寒杂病论》、《温病条辨》三部经典著作本是一脉相承。伤寒学是温病学形成的基础，温病学是对伤寒学的发展。但由于种种原因，形成了中医学中的"寒"、"温"两大学派，长期对立，争论不休。近年虽倾向于一统，但有主张"寒统于温"者，也有主张"温统于寒"者，还有主张将二者都统一于八纲之中者。先生则根据自己多年来的临床实践及研究体会，较早地提出了"寒温一统论"。他认为不论伤寒还是温病，其所论述的都是外感热病，都是继承了《内经》的基本理论实质，所涉及的生理和病理基础也都离不开阴阳、表里、寒热、虚实八纲和脏腑、气血、经络，且六经、卫气营血及三焦辨证的实质都是说明外感热病的发展规律，以反映邪之深浅、正之盛衰、病之轻重而指导临床立法用药。其诊治都不离汗、吐、下、和、温、清、消、补八法，不过温病的治法又在八法的基础上有所

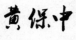

发展。在方药应用上，温病学继承并发展了伤寒学，不同之处在于其病因一为寒，一为热，病情相反；治法有异，一为辛温解表，一为辛凉解表。然而，寒邪化热入里之后，伤寒与温病则无异也。所有这些共同之处，便是伤寒学派和温病学派从理论上认识外感热病的共同基础。寒热两派所面对的对象是一致的，都是急性传染性或感染性疾病，只不过初起所表现的证候有偏寒、偏热之不同而已，其病变转归、演变等大致相同，故应将两者结合起来。"寒温一统论"在概念上认为，外感热病是指感受外邪，以发热为特征，具有一定发展规律的一类疾病，不再以伤寒、温病作为外感热病的总称；伤寒应是以寒证（表寒证、里寒证）为主要表现的一种外感热病证型；疫毒是指毒火炽盛，充斥机体上下内外，传染性较强的一类外感热病证型；湿热、温热去其原概念中病因部分，保留其作为证型的概念，取消其属于温病的概念。换而言之，伤寒、温病、湿热、疫毒并不是"病"，而是"证"，应当是外感热病中最常见的四大证型，这样就可将伤寒和温病合理地统一起来。

二、三段诊治论

对外感热病治疗方法的辨证一统，也是先生"寒温一统论"的一个重要学术观点。在外感热病的治疗实践中，先生认为卫气营血及三焦辨证比六经辨证更能揭示外感热病的规律性、原则性和系统性，易于临床掌握，其临床实用价值较高。但温病的概念却概括不了伤寒中的太阳证及少阳证，且在热病伤阳方面的论述不及伤寒详细。先生在外感热病的生理、病理及辨证方法上，以八纲的表里为纲，以卫气营血为核心，不断充实六经、三焦辨证内容，按照热病的全过程依次划分为邪在表、邪在半表半里、邪入里 3 个病程阶段。同时针对每个阶段又分为几个不同证型，邪在表分为风热犯卫、风寒束表、湿邪郁表和燥袭肺卫 4 个证型，涉及太阳经、卫分和上焦；半表半里者可分为热郁少阳、三焦湿热、邪伏募原、表里同病 4 个证型，涉及少阳募原、阳明、气分和三焦；邪入里者包括邪在气分、邪入营血及亡阴、亡阳诸证，涉及阳明、厥阴、太阴、少阴、三焦及气血、阴阳、虚实、寒热。每个证型又根据风、寒、暑、湿、温、热、燥、火、疫毒等不同及病位的不同进行辨治，证型一旦发生转化，辨证方法自然也应当随之改变。

附表　简述各阶段的证治方药

三阶段		证型	治法	基础代表方剂
邪在表		风热犯肺	疏风辛凉解表	银翘散
		风寒束表	发汗辛温解表	麻黄汤、荆防败毒散
		湿邪郁表	清暑解表/祛湿解表	新加香薷饮、藿香正气散
		燥袭肺卫	润燥疏表	桑杏汤、杏苏散
邪在半表半里		热郁少阳	和解少阳	小柴胡汤
		三焦湿热	分消三焦、清利湿热	蒿芩清胆汤
		邪伏募原	宣透募原	达原饮
		表里同病	解表通里	防风通圣丸、防风通圣汤
邪入里	气分	邪热壅肺	清热宣肺	肺炎清解汤、麻杏石甘汤
	脾胃湿热	胃肠热盛	辛寒清热	白虎汤
		胃肠热结腑气不通	泄热攻下	承气汤
		湿重于热	化湿为主兼清热	三仁汤、藿朴夏苓汤
		湿热并重	清热祛湿	甘露消毒丹、黄芩滑石汤

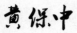

续表

三阶段	证型	治法	基础代表方剂
	热重于湿	清热为主兼祛湿	连朴饮
	湿热胶结于肠	导滞通便	枳实导滞散
	湿热下注膀胱	清利湿热	八正散
	湿热滞而为痢	清热导滞凉血	芍药汤、白头翁汤
营血分	热入营分	清热透营	清营汤
	气营两燔	泄热凉营	清瘟败毒饮
	热入血分 热盛出血	凉血散血	犀角地黄汤、化斑汤
	热陷心包	清心开窍	凉开三宝
	痰蒙心窍	豁痰开窍	涤痰汤、菖蒲郁金汤
	热盛动风	凉肝息风	羚角钩藤汤
	虚风内动	滋阴息风	大定风珠
伤阴	阴津虚损	滋养阴津	沙参麦冬汤、益胃汤
	阴虚火炽	育阴清热	黄连阿胶汤
	亡阴证	护阴救脱	生脉散
伤阳	阳气虚衰	健脾温中	理中汤
	阳虚水泛	温阳利水	真武汤
	阳虚阴盛	回阳救逆	四逆汤
	亡阳证	大补元气、回阳救脱	参附汤

三、护阴存津论

依据上述证治规律，在辨证治疗的基础上，先生还特别注重采取生津养阴之法治疗各类外感热病。众所周知，热病最易耗津伤阴，而阴津是人体维持生命活动的重要组成部分。阴津耗损会直接影响外感热病病情的转归，故古人有"留得一分津液，便有一分生机"之说。结合临床实际，外感热病后期最易出现肺胃阴虚、肝肾阴虚及气阴两虚等证候，先生在诊治方面具有丰富的辨证和用药经验，常根据患者的不同证型而灵活选用不同的方药，诸如沙参麦冬汤、益胃汤、生脉散、增液汤、黄连阿胶汤、一贯煎等经典方剂，他善用麦冬、生地、知母、天花粉等清热、滋阴、生津之品，并主张一日内服用4～6次，并鼓励患者频频多饮水。对于部分口服中药有困难的患者，先生常采用中药注射剂给予输液，如静滴生脉注射液等予以治疗。对一些津液耗伤严重的患者，他还主张在中医辨证施治理论指导下，本着"西为中用"的原则，除静点养阴生津之中药制剂外，把补液（生理盐水或平衡盐溶液等）作为中医增液补津的辅助治疗方法。其临床应用指征为：津液暴脱，或不能进食，或饮食不足，舌苔干燥，或少苔欠润，舌嫩红，脉虚细。一般用药原则为：用药指征出现后即可采用，消失则停。经过长期的临床观察，先生认为，这种补液、生津、保阴之法具有类似于中药甘寒生津的作用，尤其对肺胃津伤患者疗效显著。然而，对于热病后期的肝肾阴虚证，补液之法似乎不能与中药滋阴作用对等看待，如从津液与精血的相互转化来看，增强肺胃津液可间接起到保护肝肾阴精的作用。

除此之外，先生通过临床验证，认为对湿热证补液也是可行的，但要用得恰到好处。病初，邪有余，正气不衰，津液未伤，不需要补液，补之则有壅滞之弊；待出现阴津暗耗之象，可予补之，此时自然有益而无害。先生时常教导我们，液体直接输入脉管，不经脾胃，则无甘寒碍胃之虑，且补液可化血为精，精能生气，气能运脾，因而不但有利于调整脾胃及相关脏腑的生理功能，而且也有利于防止外感热病之邪热内陷，以防止痉厥动风的出现。

四、清气扭转论

先生力主外感热病当分3个阶段论治，其预后转归及病势顺逆主要取决于属于第三阶段的气分证。他通过对流行性出血热、急性胃肠炎、

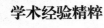
急性上呼吸道感染、肺炎等多种热性疾病的治疗观察，发现若邪在表、邪在半表半里时，如果治疗及时，热邪即可从表而解，预后则佳；若邪入里后，出现高热汗出、烦渴引饮、小便黄少、脉洪数、舌红、苔黄之气分证时，中医的有效治疗尤为重要。经过清气泄热、生津除烦、清热祛湿（利湿）、导滞通便等治疗后，热退身凉、不出现变证者则预后较好。但是，如在气分时，热邪未解，邪热入营血分，则会出现神昏谵语、抽搐、气喘、斑疹隐隐、吐衄、便血等变证，治疗效果不佳。故先生根据自己的临证实践和经验，提出在外感热病的病情发展过程中，特别要注意辨清病邪在哪一个病程阶段，竭尽全力把热邪清除在气分证之前。由此言之，中医提高外感热病疗效的关键是把好气分关，因势利导，随证治以解毒发散、宣肺利水、通关导泄、辟秽降浊、透营转气、活血化瘀等不同治法，控制并消除气分高热的表现，将病情完全阻断于气分，否则气分不解，陷入营血，则变证迭起，贻误病机，即使用药，亦难获救。

五、结束语

先生在外感热病的辨治方面具有独到见解，他提出：伤寒与温病本来就是统一的，不宜分而论之；在具体辨治时，当分为邪热在表、在半表半里和在里 3 个阶段；决定热病向愈与否的关键在气分；遣方用药之际，当特别重视足量抗邪除热，以求邪毒不得内陷；无论在外感热病的哪一个阶段，医者均应以护阴存津为首务，其原因在于"存得一分津液，便有一分生机"。所有这些，均对我们防治"非典"、禽流感、甲型 H1N1 流感等在内的外感热病及疫病具有现实的指导意义。

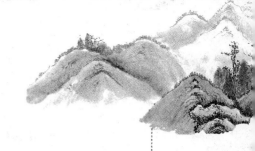

肝　病

一、提出肝瘟病名，重析慢性肝病的病因病机

病名是反映疾病全过程的总体属性、特征或演变规律的诊断概念。中医的"病"是指"邪气"破坏了人体"阴平阳秘"的健康状态，而使阴阳偏颇，气血逆乱，脏腑、经络功能失调，从而产生一系列异常变化的全过程。"病"是由病因、感受途径与体质等因素所决定的。每一疾病都有其根本矛盾，这一根本矛盾决定此病区别于他病的特殊性。它的发生、发展、变化、转归的全过程构成了该病的全部内容。先生认为病毒性肝病（即由各种肝炎病毒引起的肝炎、肝肝硬化、肝癌等）是以肝脏为核心的流行性传染病，符合《内经》"五疫之至，皆相染易，无问大小，病状相似"的特点；结合吴又可对这类疾病的认识："其年疫气盛形，所患者重，最能传染，即童辈皆知其为疫。至于微疫似觉无存，盖毒气所钟有轻重也"，"盖当其时，适又某气专入某脏腑经络，专发为某病，故众人之病相同，非关脏腑经络或为之征也"，故先生提出以"肝瘟"作为病毒性肝病的中医病名，使病毒性肝病的病因、病性、病位一目了然。同时先生认为慢性肝病多由湿热疫毒之邪久迁不去，或者因饮食不当、情志不调、使用（接触）损肝药物、酗酒、过劳等原因导致。其最终病位涉及肝、脾、肾等脏；病机涉及阳气功能，阴血实质；病性涉及寒、热、虚、实。其证候演变规律一般为因实致虚（致损），因虚致实，虚实相兼。其实不外湿、热、毒、瘀（郁）、痰、饮（水）等，其虚不离各脏腑气、血、阴、阳。本病早期，病在气分，

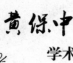
多为实证，常以湿热疫毒内伏多见，且为始动因素。"脾主运化，喜燥恶湿"，湿热困脾，脾失健运，既可致气血生化无源，可使水湿代谢失常，痰浊内生；湿热毒邪伤肝，肝失疏泄，气机不畅，瘀血阻滞，瘀久化火生毒，耗血伤阴，而致肝阴亏损；病延日久，肝脾日虚，进而累及肾脏，而致肾虚；肾阳虚不能温煦脾土，肾阴虚不能滋养肝木则肝脾更虚，肾虚开阖失常亦可致水湿代谢失常；痰瘀阻滞，水湿内停，邪留血分，而终成本病后期虚中夹实之证。综观其病机，湿热疫毒内侵是慢性肝病的主要致病因素，肝胆脾胃不和是脏腑病变之基础，气血瘀滞是病变发展的基本过程，阴阳气血亏损是病程久延的必然结果，而肝郁脾肾气阴（血）虚是慢性肝病的基本病机。

二、主张辨病论治与辨证论治相结合，分期治疗肝病

先生一贯主张辨病施治与辨证施治相结合，在辨病的基础上进行辨证施治，他认为辨证论治的优点是无论疾病如何变化，都可以通过"四诊"、"八纲"进行归纳分析，辨证用药，使阴阳趋于平衡。而辨证论治在对"病"的认识，有时不免失于笼统。如下肢水肿，肝病可以导致，肾病也可导致，而心脏疾患也可以导致，如果都笼统的以"水肿"概括之，显然过于粗疏。辨证与辨病结合，这样有利于疾病的早期发现、早期诊断，防止误诊、漏诊。在辨病的基础上进行辨证施治，以辨别疾病不同阶段的病因病机，然后处方用药，灵活加减，这样治疗才更有针对性，效果也更好。临证时，先生把本病分为肝潜、肝温、肝痹、肝积、鼓胀、肝癌6期。

（一）肝潜期

潜者，伏也，多由正气不足，摄生不慎，或感受湿热疫毒之邪，内伏肝脏，或情志抑郁、饮食不节、劳累、酗酒等不良的生活习惯，或使用（接触）损肝药物等因素长期存在，影响肝脏功能。其特点为神色不变，形体不衰，症状不著，肝脾不大，肝功基本正常，病毒标志阳性

（或B超提示脂肪肝）为特点。本期相当于乙、丙型肝炎病毒携带者或单纯性脂肪肝等病，常不为患者所重视，若能改变不良的生活习惯等则有可能阻断非病毒性肝病的发展；若重视整体调理及生活调护，则有可能延缓或阻断病毒性肝病的进程。此期基本病机为湿热内伏，肝经郁热。《内经》云："邪之所凑，其气必虚"，"正气存内，邪不可干"，"阴平阳秘，精神乃治"。基于以上理论，先生认为，根除肝炎病毒的根本出路在于立足整体，恢复正气。故反对堆砌所谓"抗肝炎病毒之药"于一方以治疗肝炎的方法，认为这是"中药西用"、"废医存药"，是"自我从属"，其结果必然是正气耗伤，迁延不愈，甚至使病情加重。"脾为气血生化之源"，疫毒内伏于肝，肝气郁遏日久，势必木郁克土。"见肝之病，知肝传脾，当先实脾"。故强调要立足于整体，促使正气恢复，则邪毒祛除，病情自愈。此时治疗应以和肝理脾、凉血活血为法，方用和肝理脾丸。和肝理脾丸源于张锡纯《医学衷中参西录》，原名"肝脾双理丸"，后经先生变化而成，由赤芍、白芍、甘草、冰片、肉桂、薄荷、连翘、厚朴、香附等组成。其中赤芍、白芍与甘草配伍，取《伤寒论》芍药甘草汤之意以酸甘化阴、缓急止痛，共为君药。冰片醒脾；连翘升浮宣散，活十二经之血凝气滞，具有解毒、活血通络之功，清除肝脏之内毒素，又善理肝气，既能疏肝之郁又能平肝气；薄荷味辛性平，能宣通脏腑，疏通经络，具有疏肝解郁之功；肉桂鼓动阳气、激发免疫功能，四药共为臣药。厚朴味苦性温，具有温中燥湿，行气除满之功，为温中下气之要药；香附疏肝理气，二者共为佐药。其配伍寓有"甘以缓之，酸以敛之，辛以散之"之意，具有醒脾健胃、疏肝通络、行气活血、散寒止痛之功。张氏谓"此方用甘草之甘以缓肝；芍药之润以柔肝；连翘以散其气分之结；冰片、薄荷以通其血管之闭；肉桂以抑肝木之横恣。其味辛香甘美，能醒脾健胃，使饮食加增。又其药性平和，在上能清，在下能温。故凡一切肝之为病，徐服此药，自能奏效。"

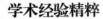

（二）肝温期

瘟者，温病之"温"也。本期多由湿热（疫毒）之邪蕴结中焦，郁蒸肝胆，肝失疏泄，脾失健运而成。其特点为以乏力身困、脘腹堵闷不适、纳差、恶心为主症，可有右胁疼痛、肝大，或身、目、尿黄等，舌红或暗红，苔白腻或黄腻。为邪气有余，正气不衰，相当于现代医学急性肝炎或慢性肝炎急性发作。肝温既包括黄疸型肝炎，也包括无黄疸性肝炎。有无黄疸，提示病邪的部位、轻重的不同。有黄疸，病情相对较重，病位在肝、胆；无黄疸，则病情相对较轻，病位在肝脏，胆尚未发病。本期病机以湿热蕴结或湿热气滞为主。湿热壅塞可导致脾胃、肝胆气机失调的一系列表现。因此要注意辨别湿热的轻重，是湿重于热，湿热并重，还是热重于湿。同时要注意辨别湿热的部位是在脾胃还是肝胆。治疗上要疏肝理气，清热解毒。古人有"黄疸因湿而得之"，治疗"但利其小便"，"治黄不利小便，非其治也"。黄疸为湿热互结所致，"湿与热合，如油入面"。治热要用苦寒，寒则冰伏，湿邪难去；湿为阴邪，得温则化，温药又可生热，热邪难除。而利小便既可祛湿，又可通过利尿而泄热。因此治疗上应清热燥湿，解毒利尿。方用肝瘟汤。处方：苍术15g，龙胆草15g，茵陈30g，车前草15g，升麻15g。其中苍术辛苦温，归脾胃经，燥湿健脾以除生湿之源；龙胆草苦寒，归肝胆经，清热燥湿以清利肝胆湿热，二者共为主药，不仅使脾、胃、肝、胆湿热得以清除，且互相佐制，以防温燥太过助湿生热或苦寒太过损伤脾胃。伍以茵陈清热利湿退黄，车前草清热解毒、平肝利尿导邪外出，取"治黄不利小便非其治也"之意。佐以升麻除风清热解毒，疏上焦风邪而祛邪外出。全方配伍共奏清热利湿解毒之功。若湿重，加大苍术用量，最大量可用至45g；热重，加大龙胆草用量，以加强清热之力；湿热并重，苍术、龙胆草等量；大便秘结、腑气不通，加生大黄15g以通腑泄下；肝气犯胃致胃失和降，加半夏15g以和胃降逆；肝气犯脾，脾失健运可加用炒白术以健脾益气；病原为乙型或丙型肝炎病毒者，加赤芍 15 ~ 30g，以凉血解毒；若属"急黄"，加用大剂量赤芍 30 ~ 90g，并用清开灵注射液 80ml 加入葡萄糖中静滴，一日两次，以清营凉血、解毒开窍。病情后期可加北五味酸甘以敛肝之阴。

（三）肝痹期

痹者，不通也。本期湿热内蕴，阻遏气机，而致肝郁气滞，肝气横逆，克犯脾土，脾失健运，而致肝郁脾滞。病机特点为邪气留滞，气机不畅，病机重点不在脾虚，而在木郁土壅，肝郁脾滞，有因实致虚之象。临床多见胁肋疼痛，或不适，或肝区叩痛，脘腹胀满，乏力身困，可有纳差，舌质红，苔薄腻，脉弦或弦滑。相当于现代医学慢性肝炎（轻度），多由急性肝炎迁延不愈而成。肝痹即病邪侵袭肝脏，肝脏的气血阻塞不通。故治疗上先生认为应调和肝脾，清热解毒。气机不畅是本期的主要病机，故治疗需从调理气机入手，肝主疏泄，调畅气机，脾主运化，乃升降之枢，肝脾气机不畅，则全身之气机升降失常，且肝脾功能相互影响，故应重视肝脾气机的调畅。同时，湿热邪气是引起本病的根本原因，且其胶痼不解，黏滞难化，故在用药时应加以兼顾。同时先生认为在治疗中应注意辨别肝气犯胃和肝木乘脾的不同，胃以通降为用，脾以升发为主。肝气犯胃，则胃气不降，出现中焦重满、恶心或呕吐、口味不正等症，可加半夏曲以和胃降逆消食。肝木乘脾，则脾运障碍，出现食欲不振，口淡无味，食后中焦胀满或者肠鸣腹泻等症，可加苍术或炒白术以健脾化湿。治疗以调和肝脾、清热利湿解毒为法，方用肝痹汤。处方：升麻 15g，土茯苓 15g，炒柴胡 12g，枳壳 12g，赤白芍各 15g，生甘草 12g，川芎 12g。其中升麻祛风清热，解毒消肿，土茯苓解毒除湿，分消湿热，共为主药。伍以四逆散疏肝理脾以调和肝脾。佐以川芎行气活血，以行血中之气，并与赤芍合用，使血行通畅，邪有出路。使以生甘草加强清热解毒之功，并调和诸药。若气滞湿阻，呕恶、纳呆，加半夏曲 15g；肝经郁热，重用赤芍，并加用丹参 15g，粉丹皮 15g；肝肾阴虚，加女贞子 15g，旱莲草 15g；湿困中焦，舌淡，脉缓，

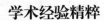

加干姜12g，桂枝12g。

（四）肝积期

《难经·五十六难》曰："肝之积，名曰肥气。"《脉经·平五脏积聚脉证》曰："诊得肝积，脉弦而细，两胁下痛……身无膏泽……爪甲枯黑。"为多种原因导致肝络瘀滞不通，肝体失却柔润，疏泄失职。本期病机特点为正虚邪实。正虚乃脏腑气血（阴）的亏虚，邪实乃痰瘀互结，阻滞于肝。湿热为害，则肝失疏泄，横犯脾胃，脾失健运，而致肝郁脾虚；或气郁及血，血行不畅，而致气滞血瘀；或郁久化热，热耗阴液，肝阴不足，久必穷肾，而致肝肾阴虚；或脾虚生湿，湿酿成痰，痰瘀夹杂，日久成积。但"肝郁、脾肾气阴（血）虚"这一根本病机始终贯穿于整个病程。临床以肝、脾肿大为主要特征，可见乏力身困、面色晦滞或萎黄无华，纳差、腹胀、便溏或便秘等，舌暗红或红绛，苔薄白或少苔。相当于现代医学慢性肝炎（中、重度）及无腹水的肝硬化。"积之成也，正气不足而后邪气踞之"，故治疗上应扶正祛邪。"脾为后天之本，气血生化之源。"脾虚不运则湿浊内生，湿郁日久则可化热，热伤肝胆，加重肝脏损害；湿阻气机，而使气机不畅，进而导致瘀血阻络，痰浊与瘀血互结，停于胁下，故肝脾肿大。脾虚化源不足，可致血虚，进而导致全身气血的亏虚；脾虚及肾，肾之阳气耗损，阳损及阴，而致肾阴不足，"肝肾同源"，故肝阴亦不足，从而使全身脏腑功能衰退。故先生指出扶正的关键在于实脾。正如仲景所言"见肝之病，知肝传脾，当先实脾。"但实脾非单纯补脾，而在于运脾，先生谓之"理脾"。而活血化瘀则是祛邪的重点，同时应兼顾化痰、软坚、理气、解毒等。只有这样，才能气血流通，正气来复，病情好转。治疗当以正邪兼顾，攻补兼施为法，以和肝理脾，软坚活血，方用肝积汤。处方：炙鳖甲（先煎）15g，丹参30g，白术30g，枳壳15g，川芎15g，赤、白芍各15g，川、怀牛膝各15g，车前草15g。方中炙鳖甲软坚散结，丹参活血化瘀共为主药。配以赤芍凉血活血以助鳖甲、丹参之功；白术、枳壳取枳术丸之意以健脾消痞，升清降浊。佐以川芎行气活血，川牛膝活血化瘀增强丹参活血之力，白芍养血柔肝，缓急止痛，与怀牛膝配伍共补肝肾之阴；车前草平肝利尿。诸药合用，共奏和肝理脾、软坚活血之功。若气虚，加黄芪30g。气阴两虚，加太子参、生地各15g。黄疸，加大赤芍用量至30～60g，并可选用青蒿、金钱草各15g以利胆退黄。临证中，先生亦加用消石片（来源于消石矾石散，为内部制剂），一次5片，每日3次口服。瘀热内阻，加丹皮15g。

（五）鼓胀期

鼓胀在古医籍中又称单腹胀、膨、蜘蛛蛊等，为临床重证。为肝病日久，肝、脾、肾功能失调，气滞、血瘀、水停于腹中所导致的一种病证，其特点为腹胀大如鼓、皮色苍黄、脉络暴露。本期多由肝积、黄疸等迁延而来。病机重点为肝、脾、肾三脏功能失调，气滞、血瘀、水饮互结于腹中，其病机特点为本虚标实，为肝郁，脾肾气阴（血）虚，气血水互结。其临床表现为腹部胀大，甚则腹大如鼓。初起腹部胀大但按之柔软，逐渐坚硬，以至脐心突起，四肢消瘦，腹色苍黄，甚至出现胸水而致心悸、胸闷、不能平卧，动则咳嗽、气喘等；晚期可出现下肢水肿，甚则呕血、昏迷等。舌暗红或暗紫，苔薄白或薄腻，脉多细滑或弦细。相当于现代医学失代偿期肝硬化并腹水。本期病机特点为正虚邪实，正虚为气、血、阴、阳、脏腑之亏虚，邪实为气机不畅，瘀血阻滞，水湿内停。正虚临床可有脾虚、肝肾两虚、脾肾两虚、气阴两虚等不同情况。因而本病的治疗原则为"扶正固本，化瘀软坚，利水渗湿"。其中扶正固本应以健脾益气为主，因"脾为后天之本，气血生化之源"，同时又据各个病例不同的虚损情况，施以不同的补法；化瘀软坚和利水渗湿应根据不同的病人、不同的时期灵活掌握。要"补虚不忘实，泄实不忘虚"。切忌一味攻伐，导致正气不支，邪恋不去，而出现危候；也不能只顾扶正，而不祛邪，使患者症状迟迟不能缓解。先生指出：在治疗中，应始终"法随证变"，充分发挥中医辨证论治的针对性

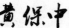

与灵活性。方用鼓胀汤，由肝积汤加桂枝、二丑而成。处方：炙鳖甲15g，丹参30g，川芎15g，枳壳15g，炒白术30g，川、怀牛膝各15g，赤、白芍各15g，车前草15g，桂枝9g，二丑12g。方中炙鳖甲软坚散结，丹参活血化瘀共为主药。赤芍凉血活血；白术、茯苓益气健脾，燥湿利水。佐以川芎行气活血，川牛膝活血化瘀增强丹参活血之力；枳壳行气消胀，与白术配伍取枳术丸之意以健脾消痞，升清降浊；白芍养血柔肝，缓急止痛，与怀牛膝配伍共补肝肾之阴；车前草平肝利水；桂枝辛温通阳，助膀胱、三焦之气化，与白术、茯苓配伍而增强利水之功；二丑荡涤泻下，使腹水从二便分消。诸药合用，共奏活血化瘀、软坚散结、健脾利水之功。随症加减，同肝积汤。唯少腹胀甚，加天台乌15g；阳虚，加鹿角霜15g。并悬饮者，症见腹胀大如鼓，咳逆倚息不得卧，临证起用疏通合剂，为五子饮、五皮饮、五苓散加减而成（葶苈子、苏子、莱菔子、香附子、车前子、白术、茯苓皮、大腹皮、生姜皮、桂枝、枳壳、丹参、川牛膝、怀牛膝、川芎、赤芍、二丑），具有化气行水、活血化瘀、疏利三焦之功。若胀势急迫可用逐水法，如利尿逐水法、通腑逐水法、温阳逐水法、滋阴逐水法、放腹水法及腹水浓缩回输。

（六）肝癌期

本期多由肝积、鼓胀发展而来。系脏腑气血亏虚，脾虚湿聚，痰凝血瘀；六淫、邪毒入侵，邪凝毒结；七情内伤，情志抑郁等致虚、瘀、痰、毒互结而成。病机特点为本虚标实，本虚为脏腑气血亏虚，标实乃痰、瘀、毒互结。临床以右胁胀满硬痛、消瘦、食欲不振、乏力为主要表现，或有腹部胀大、尿少，或黄疸，或昏迷，或呕血、便血等。相当于现代医学原发性肝癌。本期患者本虚标实极为明显，临证宜辨明虚实，本虚表现为乏力倦怠、形体消瘦，甚至面色萎黄、懒言少气等；标实表现为上腹或右胁有坚硬肿物而拒按，甚至伴黄疸、腹水、水肿、脘腹胀闷等。"扶正即是祛邪"，此类病人一定要将扶正放在重要位置，根据患者脏腑、气血、阴阳虚损的程度，辨证用药；同时病邪是引起疾病的根本原因，故在扶正的同时，根据整体情况以化痰、活血、解毒、抗癌等，最大限度地减轻患者的痛苦，延长患者的生命，提高患者的生存质量。治疗应以攻补兼施、扶正祛邪为法。方用肝积汤或鼓胀汤合十全大补汤或仙方活命饮或阳和汤等加减，以达疏肝健脾、软坚散结、化瘀利水、扶助正气之功，旨在祛邪不伤正，扶正以达邪。

（七）肝病变证

肝温期邪气过盛，或肝积、鼓胀、肝癌等迁延不愈，加之饮食不节、恣食酒醴、外邪侵袭、五志过极、劳倦内伤等而导致昏迷、血证、结胸等变证。出现变证，乃疾病危重之征兆，多提示预后不良，临床应积极应对，采取综合手段，极力挽救。

1. 昏迷

肝温期邪气过盛；肝积、鼓胀、肝癌等迁延不愈，正气衰弱，复因内伤七情、外感六淫、饮食失常及其他因素，致邪热炽盛，扰动心神，或痰湿较盛，湿浊内蕴，上蒙清窍，而致神志逆乱，发生昏迷。轻者可出现欣快激动或淡漠少言，吐词不清或缓慢，记忆力减退，衣冠不整或随地便溺。重者可见嗜睡或昼睡夜醒，时清时寐，甚至目不识人，言语不清，举止反常，或幻觉恐惧，狂躁怒骂等。更严重者可见昏不知人，呼之不应，问之不答，甚至昏睡不醒，鼾声如雷等。先生认为其治则总以开窍醒神为大法，依据病机不同，分为实证与虚证。实证当清热化痰，醒脑开窍，轻者可在中药中加用石菖蒲、郁金、远志等以醒神化痰，重者可用安宫牛黄丸、紫雪丹、至宝丹口服或鼻饲，并可予清开灵注射液、醒脑静注射液静滴；虚证当益气敛阴，回阳固脱，或依病情选用生脉注射液、参附注射液等静滴，以敛阴固脱，回阳救逆。应保持大便通畅，必要时可与承气汤之类灌肠或胃管注入以促进毒素的排出，利于昏迷的纠正。

2. 血证

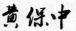

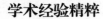

多由肝积、鼓胀、肝癌迁延不愈，失于调摄，而致肝脏、脾胃功能进一步受损，郁而化火，瘀热内阻，火热伤络，血热妄行；或久病气虚，气不摄血，血溢脉外而致呕血、黑便。临证宜辨清虚实，虚者当补，以益气摄血为主，方用归脾汤或黄土汤化裁；实者当泻，以清热泻火，通腑降逆为主，多以泻心汤加味。先生自拟止血方，由生大黄、大黄炭、代赭石、白及、三七粉组成，具有通腑泄热、降逆止血之功。若出血过多，致气随血脱，汗出肢冷，出现心悸气短、神疲乏力、面色苍白、脉细数等症。当急用独参汤益气固脱，同时可予生脉注射液等静滴以益气养阴生脉。

3. 结胸

鼓胀患者，由于寒温失当、七情内伤、饮食失调致脏腑气机郁滞，邪留三焦膜原，郁结化热，以致水热互结，气不得通，轻则但见心下至少腹硬满而痛；甚者从心下至少腹硬满而痛不可近，发热、短气、烦躁；热毒炽盛，与水饮互结，津液不能敷布，而致舌燥口渴，大便秘结等。治以通腑泄热，通利三焦，方用大陷胸汤或三物白散化裁。

针对上述危重症，除采用中医辨证治疗外，还应中医综合、中西医结合积极抢救治疗，把握中西医结合的契机，不失时机地予以救治，或以攻为主，或以补为主，或攻补兼施，最大限度地改善病情，挽救生命，有待临床进一步总结完善。先生强调在综合治疗的基础上突出中医特色，早诊治，改革中药剂型，多种方法治疗，多种途径（静脉、鼻饲、灌肠等）给药，可望使其变证治疗的疗效得到提高，死亡率得以降低。

三、注重脾胃调理，推崇和肝理脾

"见肝之病，知肝传脾，当先实脾"，张仲景最早提出这一理论后一直被后人遵从，且经临床长期证明亦行之有效。先生认为慢性肝病久延不愈，常与湿热疫毒之邪迁延不去有关。"邪之所凑，其气必虚"，故要扶正以祛邪，中州（脾胃）在治疗中占有特别重要的地位。其理一，脾为后天之本，气血生化之源。气血乃人体赖以生存的物质基础，脾气健旺，气血充足，脏腑得养才能正常运行，所以前人有"脾气充，四脏皆赖煦育，脾气绝，四脏不能自生"及"脾统四脏"之说，李东垣《脾胃论》亦云"百病皆由脾胃衰而生也"。其理二，脾居中州，是运化水湿之枢纽，"脾恶湿"，易被湿邪所困。其理三，"脾为生痰之源"，肝病后期常见瘀湿等与痰互结，更加胶固难祛，故治脾实为治疾之先，除疾之根。其理四，脾胃的消化功能是通过脾升胃降来完成的，脾气健旺，胃气和降，则能纳谷且能运化吸收，而脾胃的升降又离不开肝调节气机的功能，肝的疏泄功能正常，则脾胃既能纳又能化，从而保持正常的消化吸收功能。经云："五脏受气于其所生，传之于其所胜"，又说"气有余则制己所胜而侮其所不胜"。生理上，肝依五行而克脾土，在病理情况下可以乘脾。临床上无论急性或慢性肝病都有一个肝病及脾的病理过程，使脾的运化功能受到妨碍，而产生一系列肝郁脾虚的临床证候，如食欲差、乏力、腹胀、便溏等，甚至因脾虚水湿内停而发为水鼓。李冠仙亦有"肝气一功，即乘脾土，作痛作胀，甚则作泄"之论。由此可知，肝病多会导致脾胃功能失常，调理脾胃对于肝病的治疗具有重要的意义。先生临证注重脾胃的调理，常用枳术丸、小陷胸汤作为基础方，并常用生黄芪、炒白术、太子参之类以健脾，并用半夏曲等和胃降逆。

　　肝为刚脏，主升主动，性喜条达，任何情志刺激都可造成肝气郁而不畅，"肝气易郁"，故前人用"体阴而用阳"来概括其生理功能；脾主升清，为气机升降之枢纽。慢性肝病中肝脏受病，患者常出现两胁疼痛不适、胸闷善太息、心烦、急躁易怒、恶心、纳差、咽部似有异物感等肝经气郁之证。"木郁达之"。先生在治疗中推崇和肝理脾，以调和肝脾气机。气机调畅，脏腑功能恢复，疾病才有望转机。先生指出调和为补泻兼施之法，而非单纯的养肝、疏肝。临证中，医家此时常喜疏肝

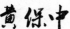

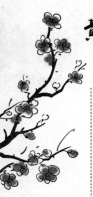

理气，但理气药物大多辛温香燥，如果用量过大，或长期应用，或配伍不当，易耗伤肝阴，甚至化火动风，使病情加剧。先生强调脾绝非单纯补脾，而贵乎运脾，脾运则诸脏不郁，升降复常，肝郁自可通畅。临证常用和肝理脾丸或四逆散加味。

四、重视"肝肾同源"，强调"治肝勿忘补肾"

肝为乙木，肾属癸水，肝藏血，肾藏精，精血同源，肝与肾在生理上关系十分密切。一方面在五行上为相生关系，水生木，母实则子壮，水涵则木荣，肝正是依赖于肾水的滋养才得以适其柔润之体，从而发挥其正常的生理功能。而肾藏精也离不开肝疏泄功能的相互协调、相互抑制；另一方面从精血同源来看，肝血既来源于脾气之化生，又依赖肾精之滋养，而肾精又由血化精而成，肾精肝血，同盛同衰，慽慽相关；同时，肝肾水火相济，对人体之阴阳平衡起着重要的协调作用，因此前人有"肝肾同源"之说。病理上，肝病及肾亦称子病及母。慢性肝病中肝脾俱病。脾运化失职，清阳不升，水谷精微不能输布以奉养他脏；浊阴不降，水湿不能转输以排泄体外，病延日久，肝脾日虚，进而累及肾脏亦虚。肾阳虚，无以温养脾土，使脾阳愈虚而成脾肾阳虚证，临床可见畏寒肢冷，腰膝或下肢冷痛，久泻久痢，或五更泄泻，或下利清谷，面浮肢肿等症。肾阴虚，肝木失其滋养，亦可出现肝肾阴虚证，可见头晕目眩，耳鸣健忘，失眠多梦，咽干口燥，腰膝酸软，五心烦热，盗汗，男子遗精，女子月经不调等。故在慢性肝病治疗中，先生在注重调理脾胃的同时，还非常重视"肝肾同源"，强调"治肝勿忘补肾"，常选用川、怀牛膝同用以补益肝肾、引血下行；偏于肝肾阴虚时，常加用二至丸（女贞子、旱莲草）以补肾养肝；偏于阳虚时，常加用鹿角霜以益肾助阳。

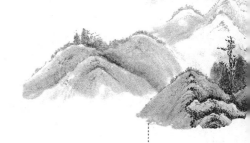

五、祛邪与扶正并进，攻补兼施，气血并重

"邪之所凑，其气必虚"，"至虚之处，便是容邪之所"，慢性肝病迁延不愈，常与正气虚有关，其病理变化，离不开邪正纷争。先生认为治疗必须遵循"扶正祛邪、祛邪之中不忘扶正及扶正中不忘祛邪"的指导思想。祛邪可根据临床辨证灵活掌握。如湿热之邪为患，须辨清湿、热之轻重及湿热之部位；有肝脾血瘀时，应辨清是否兼有肝经血热、痰湿内困；夹有痰邪，应辨明偏于寒还是偏于热。扶正之法，必须在明确病位的基础上，区别其为阴虚，还是阳虚，方能对证下药。凡阴虚者，宜补而兼清；阳虚者，宜补而兼温。病由肝而起，传脾而盛，传肾更剧，从肝、脾、肾损伤之程度，可以测知病情之轻重及预后。

气机的流畅通调是人体脏腑、营卫、血脉进行正常功能活动必不可少的条件，气顺则平，气逆则病，肝是调达气机的主要脏器，所以肝病最容易引起本脏和全身气机的逆乱。如肝疏泄不及则为肝气郁，疏泄太过则为肝气逆等，都是肝气失调的病理结果；肝气上逆则犯心肺，引起肺气不宣，心气逆乱；肝气横逆则乘脾犯胃，引起脾气虚弱，胃气上逆等。肝病对血的影响临床上主要反映在 3 个方面：一是肝病可致血虚。而造成血虚的原因有两个，肝脏有病，则藏血失职，而致肝血亏虚；肝脏有病，克伐脾土，使气血生化无源，而致血虚。临床多表现为面色无华，乏力，爪甲枯脆，月经衍期、量少色淡或停经等。二是肝病可致血瘀。肝气郁结不行，则血瘀不通，在慢性肝病中，许多患者有血瘀的征象，如面色晦暗，两胁疼痛，肝脾肿大，腹部青筋隐隐等。三是肝病可以引起出血。肝病生瘀生热，热伤血络而致出血，灼伤肺络则咯血，灼伤胃络则吐血，胃热上逆则齿衄。气血是人体生命活动的物质基础，《内经·调经论》云："人之所有者，血与气耳。"气与血关系又极为密切，气能行血、生血、摄血，故有"气为血帅"之说；而血是气的载体，并给气以充分的营养，故又有"血为气之母"之说。"初病在经在

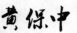

气，久病入络入血"。先生认为肝病日久，气血失调，治疗上应气血并重，以调气活血，而不能单纯活血化瘀。临床多用二参汤（太子参、丹参）加味。若脾胃功能失调，加枳术丸；若气血失调，则加芍药散；久病入络，则加鸡血藤、威灵仙。

六、主张冲击利尿，通利前后二关

慢性肝病后期，肝、脾、肾三脏功能相互失调，气、血、水互结腹中，而致腹大如鼓，转侧困难，甚至呼吸急迫，患者极端痛苦。《内经》云："小大不利，治其标；小大利，治其本。"此时腹水的治疗，先生主张冲击利尿，即氨体舒通40～120mg，顿服，每日1次，反对大量、长期使用西药利尿剂，先生认为大量利尿不但会诱发他症，还可使津液丢失，致"久利伤阴"。先生认为腹水的排出，除利尿外，还可以通过通利大便使腹水排出，所谓"小关不通通大关，一关通，百关俱通"。大便畅通，带走一定量的水分而促进腹水的消退；同时肠道蠕动功能增强，促进了胃肠道中气体的排出，在一定程度上减轻了病人的症状。另外，大便通利，肠胃功能改善，患者食欲改善，正气得以恢复，有利于机体抵抗病邪。若患者整体功能极差，则应在注意扶正后通便或扶正与通便并举。研究表明，大便通畅，可以减少肝肠源性内毒素的吸收而有利于病人病情稳定。先生临证善用二丑通利大便，达到通便利水的目的。

七、强调中医综合治疗，内治与外治结合

目前治疗肝病多采用药物口服、注射等，治疗方法单一，起效较慢，且疗程较长，难以令人满意。先生主张中医综合治疗，强调在药物口服、注射的基础上，配合针灸、穴位注射、刮痧、推拿、中药外敷、中药离子导入等外治方法，内外结合，从而提高疗效。足太阳膀胱经其背部分支统摄所有脏腑之腧穴，而督脉与六阳经有联系，称为"阳脉之

海"，足三里有强壮穴、保健穴之称。资料显示推拿、刮痧足太阳膀胱经、督脉及阳陵泉、足三里等穴位，对恢复病人肝功、促进 HBsAg 和 HBeAg 的血清学转化有明显疗效。中药在肝区局部透入直接作用于肝脏，增强了药物的作用和利用度；肝病治疗仪的电磁波增加药物吸收的同时，与人体内生物电流相互作用，起到了运化气血、疏肝利胆等作用。我们通过观察表明：中药通过肝病治疗仪局部导入，同时配合常规中药治疗，对改善慢性肝病患者的消化道症状、降低 ALT、退黄有较好疗效，对肝脾回缩有明显的促进作用。我们选取肝俞、足三里、阳陵泉等予丹参、聚肌胞、清开灵等穴位注射，对恢复肝功能有明显疗效。肚脐穴名神阙，为神气升降出入变化消长的地方，属奇经八脉中任脉的一个重要穴位。任脉与督脉、冲脉、带脉等相连，总任全身气血，内通十二经脉、五脏六腑，外联皮肉筋骨、四肢百骸，故脐和诸经百脉相通，有调节各脏腑生理功能的作用。从传统医学理论看，脐部给药有利于归经，药物循环后直达病所，达到祛除病邪、扶助正气、康复机体的目的。从现代医学的角度，脐在胚胎发育过程中为腹壁最后闭合处，脐部表皮层薄弱，屏障功能最弱，药物最易穿透弥散；且此处皮下无脂肪组织，皮肤与筋膜、腹膜直接相连；脐部皮肤除微循环外，脐下腹膜还布有丰富的静脉网，与脐部形成隐窝，药物敷贴后形成自然闭合状态，得以较长时间存效，这些均有利于药物穿透皮肤而被吸收入血，进入血液循环及淋巴免疫系统，发挥药物的全身治疗作用。同时脐部给药可减轻药物对肝肾的毒副作用，又可免除药物对胃肠道的刺激作用，简便易行，易于被患者接受。我们临床采取先生所拟中药敷脐散敷脐治疗肝硬化腹水疗效明显。敷脐散中大戟、商陆、芫花、二丑具有行气消胀、峻下逐水之功；硫黄温肾助阳，冰片辛香走窜、穿透性好，可协助药物吸收，六药合用可促进胀气消除、腹水消退。先生还主张直肠给药，我们对合并肝性脑病的患者加用中药通腑泄热合剂灌肠治疗，可明显提高疗效。对合并肝性脑病、消化道出血的病人还可通过鼻饲等方法给药。中医综合治疗、多渠道给药，明显提高了临床疗效，充分显示了中医治病的特点和优势，同时又缩短了病人住院时间，在一定程度上降低了患者的住院费用。

八、重视饮食治疗，注重多方调护

临证中，先生对病人除进行有效的药物治疗外，非常重视病中及病后的调护。每个就诊病人的病例，在方药等的最后，先生必有调护处方，并加以口头解释，对其在精神、饮食、生活起居等方面予以指导。

（一）保养精神

每个人的生活都不会是一帆风顺的，工作、家事等常常使人焦头烂额，疾病的困扰更是雪上加霜。特别是年轻人，患上慢性肝病后，除考虑经济负担外，又常担心影响就业、结婚、生子等，有的甚至性格发生改变，以致影响正常工作、人际交往等。研究表明，长期持久的情绪异常，超过了人体本身的正常生理活动范围，使人体气机紊乱，脏腑阴阳气血失调，可导致疾病或使病情加重。临床中常遇到患者因精神刺激致病情加重甚至死亡的情况。《素问·举痛论》云："百病生于气。怒则气上，喜则气缓，悲则气消，恐则气下，寒则气收，炅则气泄，惊则气乱，劳则气耗，思则气结。"亦说明不同的情志变化，可影响人体的气机活动而导致疾病产生。《丹溪心法》中也说："气血冲和，百病不生，一有怫郁，诸病生焉。故人身诸病多生于郁。""善养肝者，莫过于戒暴怒。"所以先生常开导病人正确对待疾病，遇事要学会自我排解，树立战胜疾病的信心，正如《素问·上古天真论》所说："恬淡虚无，真气从之，精神内守，病安从来。"

（二）调节饮食

"五谷为养，五果为助，五畜为益，五菜为充，气味合而补之，以补益精气"，可见合理的饮食在人们日常生活中有极其重要的作用，但是若调理不当或不注意饮食卫生等亦会导致疾病。先生经常告诫慢性肝炎患者，除注意饮食要适量、冷热要相宜、戒酒等外，还应积极配合食疗，宜清淡多样化饮食，多食新鲜蔬菜、水果等，勿过食辛辣、香燥、甘肥油腻之品，以免助湿生热。鼓胀患者应低盐、少食多餐，可用鲤鱼赤小豆炖汤服用，以增加白蛋白，促进腹水的消退，应忌食生、硬等质地粗糙的食物以防诱发消化道出血等。慢性肝功能衰竭的患者应限制蛋白饮食，肝性脑病前期或已昏迷病人，应禁止蛋白饮食。

（三）起居有常，劳逸适度

所谓起居有常，是指生活要有一定规律。先生强调临证要引导病人妥善安排休息、学习、工作等作息时间，不能过度劳累，并根据四时变化而增减衣服等。过度而持久地进行某种劳动，超过人体所能承受的限度，则常由劳而倦，由倦而耗伤气血，影响脏腑功能，导致疾病，正如《素问·宣明五气》云："五劳所伤，久视伤血，久卧伤气，久坐伤肉，久立伤骨，久行伤筋。"慢性肝病稳定后，患者可进行正常的学习、轻体力的工作劳动，因为适当的运动可使气血流畅、体力增强，只要掌握得当，对疾病恢复大有好处，但须注意不能过度劳累，且要注意定期复查肝功等。病情活动期，症状明显，肝功能受损，出现黄疸、腹水等，要注意卧床休息，因为"肝藏血，心行之，人动则血归于诸经，人静则血归于肝"，此时休息有利于肝功恢复。当然病情活动期亦应注意节房事等。

（四）慎药

先生常说，治疗慢性肝病的药物有几百种，但就目前来说还没有一种特效药物。因慢性肝病仍属疑难杂症范畴，许多商家、医家觉得有利可图，故新药层出不穷，医家、药家广告数不胜数，使得病人无所适从，有的甚至上当受骗。所以临床指导病人正确寻医选药亦非常重要。一定要叮嘱病人在专科医生的指导下用药，不能跟着广告走，切忌见药就服。大量的用药，加重了肝脏负担，非常不利于肝功能恢复与稳定。病情活动期，应住院或门诊坚持治疗；病情稳定期，可停药或选简单成

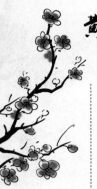

药，定期复查等。

附：分期辨治肝炎、肝硬化诊疗方案

一、关于病名

先生认为，病毒性肝病是以肝脏为核心的流行性传染病，故提出"肝瘟"病名；同时从辨病论治出发，将慢性肝病分为肝潜、肝温、肝痹、肝积、鼓胀、肝癌 6 期，进行治疗。

二、具体方案

（一）肝潜期

1. 病因病机与临床特点

本期相当于乙、丙型肝炎病毒携带者，多由正气不足，湿热疫毒之邪乘虚而入内伏肝脏而成。病机为湿热内伏，肝经郁热。临床以神色不变，形体不衰，症状不著，肝脾不大，肝功基本正常，病毒标志阳性为特点。

2. 治法与方药

根据以上辨治思路和肝经郁热的病机特点，治以和肝理脾，凉血活血为法，方用和肝理脾丸。

【处方】赤、白芍各15g，冰片3g，肉桂6g，薄荷、连翘各12g，厚朴10g，香附6g。上药研为细末，炼蜜为丸，每丸重6g。

【用法】每次 1 丸，每日 3 次，嚼服，或捏成小粒温开水送服。

（二）肝温期

1. 病因病机与临床特点

本期临床特点为急性起病，相当于急性病毒性肝炎或慢性肝炎急性发作，多由湿热疫毒之邪蕴结中焦，郁蒸肝胆，肝失疏泄，脾失健运而成。为邪气有余，正气不衰。临床以乏力身困、脘腹堵闷不适、纳差、恶心为主症，可有右胁疼痛，肝大，或身、目、尿黄等，舌红或暗红，苔白腻或黄腻。

2. 治法与方药

本期主要是湿热疫毒为患，故治疗当祛邪以清除病毒，通过清热利湿解毒给邪以出路，方用肝瘟汤。

【处方】苍术15g，龙胆草12g，茵陈30g，车前草15g，升麻15g。

【用法】上药加水适量，煮开后煎20分钟，取汁，再加水适量煎20分钟，两煎共取汁约450ml，分3次服用。病重者可日3服，夜一服；或少量频服。

若湿重，加大苍术用量，最大量可用至45g；热重，加大龙胆草用量；大便秘结、腑气不通，加生大黄；呕恶、纳呆，加半夏曲；胁痛，加青木香或青、陈皮；病原为乙型或丙型肝炎病毒者，加赤芍；后期可加北五味子；若属"急黄"，加大赤芍用量，最大量可至90～120g，并可加用清开灵注射液80ml加入葡萄糖中静滴，一日两次，以凉血活血，解毒开窍，消黄利胆。

（三）肝痹期

1. 病因病机及临床特点

本期相当于慢性肝炎（轻度），多由急性肝炎迁延不愈而成。湿热内蕴，肝郁气滞，横逆犯脾，则致肝郁脾滞。病机特点为邪气留滞，气机不畅，病机重点不在脾虚，而在木郁土壅，肝郁脾滞。有因实致虚之象，临床多见胁肋疼痛或不适，脘腹胀满，乏力身困，可有纳差，舌质红，苔白腻，脉弦或弦滑。

2. 治法与方药

针对其湿热内蕴，肝郁脾滞的病机特点，治以清热利湿解毒，调和肝脾为法，方用肝痹汤。

【处方】炒柴胡12g，枳壳12g，赤白芍各15g，生甘草12g，升麻

15g，土茯苓 15g，川芎 12g。

【用法】上药加水适量，煮开后煎 20 分钟，取汁，再加水适量煎 20 分钟，两煎共取汁约 450ml，分 3 次服用。

若肝气犯胃，呕恶、纳呆，加半夏曲；肝经郁热，重用赤芍并加用丹参、粉丹皮；肝郁阴虚，加女贞子、旱莲草；湿困中焦，舌淡、脉缓者，加干姜、桂枝；大便不实，加白术、山药；湿热较重，加苍术、龙胆草。

（四）肝积期

1. 病因病机及临床特点

本期相当于慢性肝炎（中、重度）和代偿期肝硬化。病机特点为正虚邪恋，正虚乃脏腑气血虚，邪恋乃湿热毒邪留恋。湿热为害，则肝失疏泄，横犯脾胃，脾失健运，而致肝郁脾虚；或气郁及血，血行不畅，而致气滞血瘀；或郁久化热，热耗阴液，肝阴不足，久必穷肾，而肝肾阴虚；或脾虚生湿，湿酿成痰，痰瘀夹杂，日久成积。但"肝郁脾肾气阴（血）虚，湿热余邪未残尽"这一根本病机始终贯穿于整个病程。临床以肝脾肿大为主要特点，可见乏力身困、面色晦滞或萎黄、纳差、腹胀、便溏或便秘等，舌暗红或红绛，苔薄白或少苔。

2. 治法与方药

针对其正虚邪恋的病机特点，治疗当以正邪兼顾，攻补兼施为法，以和肝理脾，软坚活血，方用肝积汤。

【处方】炙鳖甲 15g（先煎），枳壳 15g，白术 30g，丹参 30g，川芎 15g，赤、白芍各 15g，川、怀牛膝各 15g，车前草 15g。

【用法】上药加水适量，煮开后煎 20 分钟，取汁，再加水适量煎 20 分钟，两煎共取汁约 450ml，分 3 次服用。

若气虚，加黄芪；阴虚，加女贞子、旱莲草；气阴两虚，加太子参、大生地；阳虚，加黄芪、鹿角霜；黄疸，加用青蒿、金钱草，也可加用消石片（来源于消石矾石散，为内部制剂）；瘀热内阻，加大赤芍用量，并加丹皮。

（五）鼓胀期

1. 病因病机及临床特点

本期相当于失代偿期肝硬化并腹水，多由肝积迁延不愈而来。病机重点为肝、脾、肾三脏功能失调，气滞、血瘀、水饮互结于腹中，其特点为本虚标实。初、中期为肝郁脾虚，累及于肾，气血水互结；晚期水湿之邪郁久化热，内扰心神，引动肝风，卒生神昏、痉厥、出血等危象。其临床表现为腹部胀大，甚则腹大如鼓。初起腹部胀大但按之柔软，逐渐坚硬，以至脐心突，四肢消瘦，皮色苍黄，甚至出现胸水而致心悸、胸闷、不能平卧，动则咳嗽、气喘等；晚期可出现四肢水肿，甚则呕血、昏迷等。舌暗红或暗紫，苔薄白或薄腻，脉多细滑或弦细。

2. 治法与方药

鼓胀的治疗当以攻补兼施为原则，宜化瘀利水与扶正补虚同时并举，方用鼓胀汤。

【处方】炙鳖甲 15g，枳壳 15g，炒白术 30g，丹参 30g，川芎 15g，川、怀牛膝各 15g，赤、白芍各 15g，车前草 15g，桂枝 9g，二丑 12g。

【用法】上药加水适量，煮开后煎 20 分钟，取汁，再加水适量煎 20 分钟，两煎共取汁约 450ml，分 3 次服用。

随症加减同肝积汤。另腹胀明显，加大腹皮；少腹胀甚，加天台乌 15g；并悬饮者，症见腹胀大如鼓，咳逆倚息不得卧，临证起用疏通合剂（为五子饮、五皮饮、五苓散加减而成）：葶苈子、苏子、莱菔子、车前子、枳壳、白术、茯苓、大腹皮、桂枝、枳壳、丹参、川牛膝、川芎、二丑，具有疏利三焦、健脾利水、理气活血之功。若胀势急迫可用逐水法，如利尿逐水法、通腑逐水法、温阳逐水法、滋阴逐水法、放腹水法及腹水浓缩回输。

（六）肝癌期

1. 病因病机及临床特点

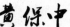

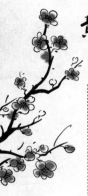

本期相当于原发性肝癌，系由脏腑气血亏虚，脾虚湿聚，痰凝血瘀；六淫邪毒入侵，邪凝毒结；七情内伤，情志抑郁等致虚瘀痰毒互结而成。病机特点为本虚标实，本虚乃脏腑气血亏虚，标实乃痰瘀毒互结。临床以右胁胀满硬痛、消瘦、食欲不振、乏力，或有黄疸，或昏迷等为主要表现。

2. 治法与方药

肝癌患者本虚标实极为明显，临证宜辨虚实，本虚表现为乏力倦怠、形体消瘦，甚至面色萎黄、懒言等；标实表现为上腹或右胁有坚硬肿物而拒按，甚至伴黄疸、腹水、水肿、脘腹胀闷等，故治疗应以攻补兼施，扶正祛邪为法。

方用肝积汤或鼓胀汤合十全大补汤或仙方活命饮或阳和汤加减，以达疏肝健脾、软坚散结、化瘀利水、温补气血之功，旨在祛邪不伤正，扶正以达邪，缓缓图之，最大限度地延长患者的生存期，减少痛苦，提高生存率。

（七）肝病变证

1. 昏迷

（1）病因病机及临床特点。

肝病日久，正气衰弱，复因内伤七情、外感六淫、饮食失常及其他因素，致热扰心神或痰浊蒙窍，而神志逆乱，发生昏迷。轻者可出现欣快激动或淡漠少言，吐词不清或缓慢，记忆力减退，衣冠不整或随地便溺。重者可见嗜睡或昼睡夜醒，时清时寐，甚至目不识人，言语不清，举止反常，或幻觉恐惧，狂躁怒骂等。更严重者可见昏不知人，呼之不应，问之不答，甚至昏睡不醒，鼾声如雷等。

（2）治法与方药。

其治则总以开窍醒神为大法，依据病机不同，分为实证与虚证。实证当清热化痰，醒脑开窍，轻者可在中药中加用石菖蒲、郁金、远志等以醒神化痰，重者可用安宫牛黄丸、紫雪丹、至宝丹口服或鼻饲，并可予清开灵注射液、醒脑静注射液静滴；虚证当益气敛阴，回阳固脱，或依病情选用生脉注射液、参附注射液等静脉滴注，以敛阴固脱，回阳救逆。应保持大便通畅，必要时可予承气汤之类灌肠或胃管注入以促进毒素的排出，利于昏迷的纠正。

2. 血证

（1）病因病机及临床特点。

肝积、鼓胀、肝癌迁延不愈，肝脏、脾胃功能进一步受损，郁而化火，瘀热内阻，火热伤络，血热妄行；或久病气虚，气不摄血，血溢脉外而致呕血、黑便。轻者可有胃脘不适、乏力、身困等症，重者还可出现心慌，气短，全身汗出，四末发凉，面色苍白，口唇色淡，甚至生命垂危。舌淡，脉细数或细微。

（2）治法与方药。

临证仍宜辨清虚实，虚者当补，以益气摄血为主，方用归脾汤或黄土汤化裁；实者当泻，以清热泻火，通腑降逆为主，以泻心汤加味，或用自拟止血方：生大黄15g，大黄炭15g，代赭石15g，白及15g，三七粉3g（冲），水煎放凉，少量频服，以通腑泄热，降逆止血。若出血过多，致气随血脱，当急用独参汤益气固脱，同时可予生脉注射液等静脉滴注以益气养阴生脉。

3. 结胸

（1）病因病机及临床特点。

由于寒温失当、七情内伤、饮食失调，致脏腑气机郁滞，邪留三焦膜原，郁而化热，水热互结，轻则但见心下至少腹硬满而痛；甚者则从心下至少腹硬满而痛不可近，发热，短气烦躁；热毒炽盛，与水饮互结，津液不能敷布，而致舌燥口渴，大便秘结等。

（2）治法与方药。

治以通腑泄热，通利三焦，方用大陷胸汤或三物白散化裁。

针对上述危重症，除采取中医辨证治疗外，还应中医综合、中西结

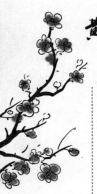

合积极抢救治疗，把握中西医结合的契机，不失时机地予以救治，或以攻为主，或以补为主，或攻补兼施，最大限度地改善病情，挽救生命。应多种方法治疗，多种途径（静脉、鼻饲、灌肠等）给药，最大限度地提高疗效，降低死亡率。

三、疗程

3个月为1个疗程。病情稳定者可予和肝理脾丸长期服用，或和肝理脾丸配合大黄蟅虫丸、复方丹参片等长期服用。

四、疗效评价的指标体系

（一）有效性评价

（1）疗效评价指标：症状的缓解率，西药的停减率；肝功、B超及其他相关指标；并发症的发生率、死亡率。

（2）证候的疗效评价指标：中医证候评分表。

（3）生活质量评价：SAQ生存质量表、SF-36生存质量表。

（二）疗效评价标准

疗效评定标准主要是根据临床证候的改善情况、肝功、B超、病毒定量等相关检查结果，参照1988年制定的《抗肝炎药物疗效综合评价标准》及《中医病证诊断疗效标准》制定。

1. 肝潜的疗效判定标准

①显效：症状消失，肝功正常，B超肝脾不大，病毒复制指标好转或正常。②有效：症状基本消失，肝功基本正常，B超肝脾不大，病毒复制指标无变化。③无效：症状无改善，各项指标无改善。

2. 肝温的疗效判定标准

①显效：症状消失，肝功正常，B超肝、脾恢复正常或回缩，肝区无叩击痛或压痛，病毒复制指标好转或正常。②有效：症状改善，肝功明显好转但未正常，B超肝、脾恢复正常或回缩，肝区无明显叩击痛或

压痛，病毒复制指标无变化。③无效：未达到上述标准者。

3. 肝痹的疗效判定标准

①显效：症状消失，肝功正常，B超肝、脾正常或回缩，肝区无叩击痛或压痛，病毒复制指标好转或正常。②有效：症状改善，肝功明显好转但未正常，B超肝、脾正常或回缩，肝区无明显叩击痛或压痛，病毒复制指标无变化。③无效：未达到上述标准者。

4. 肝积的疗效判定标准

①显效：症状消失，肝功ALT正常，蛋白比值明显好转，B超肝、脾肿大缩小或稳定不变，其他体征减轻或稳定不变，病毒复制指标好转或正常，一般健康状况好转，能胜任原职工作。上述指标稳定半年以上者。②有效：症状好转或消失，肝功ALT正常，蛋白比值稳定不变，B超肝、脾肿大及其他体征稳定不变，病毒复制指标无变化。上述指标稳定半年以上者。③无效：未达到上述标准者。

5. 鼓胀的疗效判定标准

①显效：腹水及全身症状缓解或消失，肝功基本恢复正常，生活质量明显提高。②有效：腹水及其他症状明显好转，实验室检查有改善，生活质量改善。③无效：腹水未见减轻，其他症状及肝功无改善甚至恶化。

6. 肝癌的疗效判定标准

①显效：症状缓解，肿块缩小或保持稳定，生活质量明显提高，生存期延长。②有效：症状改善，肿块缓慢增大，生活质量改善。③无效：肿块增大，全身症状无改善甚至恶化。

7. 生活质量评分标准

采用中医症状评分表、SAQ生存质量表、SF-36生存质量表进行生活质量评价。进行治疗前后的得分比较，分析其差异的统计学及临床意义。

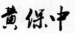
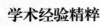
五、诊疗方案的适用推广对象

从事相关专业的中医师、中西医结合医师。

六、制订方案的依据（资料来源）

（一）黄保中先生对肝炎、肝硬化的病因病机及治疗认识概述

先生对肝炎、肝硬化的病因病机及治疗具有独特的认识及经验。早在上世纪50年代，他即开始从事肝炎、肝硬化的诊治，师从当时的名医沈反白先生，并协助其编写了《肝硬化腹水的中医治疗》一书。

经过多年的临床实践及不断地总结，先生对肝炎、肝硬化的病因病机具有了深刻独特的认识，并积累了丰富的治疗经验。在上世纪80年代初的讲课中多次提出：急性黄疸型肝炎相当于"黄疸"中"阳黄"证型；急性无黄疸型肝炎多属于"胁痛"及气滞等范围；慢性肝炎又多属于"阴黄"、"胁痛"、"癥积"等范畴。并指出："邪之所凑，其气必虚"（《内经》），外因通过内因而发病。传染性肝炎急性期，由于七情、饮食、劳倦内伤肝脾，湿热病毒乘虚而入，蕴结肝胆，胆液被迫外泄，浸渍肌肤而发黄；湿热阻滞脾胃升降而有呕恶、纳差、大便不调。轻者，胆液不外泄，为无黄疸型。急性期迁延不愈，湿热留恋，肝脾病久，气滞血瘀，肝阴损耗，便成慢性肝炎。其病因病机要点可归纳为湿热、气滞、瘀血、阴虚4个方面。还指出：肝炎的病因病机虽重点在肝，由于肝胆同气，肝病易传脾胃；肝肾同源，肝病及心（母病及子）；必涉及胆、脾、胃、心、肾等脏腑的变化，所以必须掌握要点，具体分析，具体对待。治疗上应辨证论治，病证结合；重视舌象的观察；注意胁痛的辨治；注意肝脾肿大的治疗；恢复肝功能的初步辨识；饮食宜忌；关于巩固善后等7个方面进行了阐述。同时汲取前人及同道的经验教训，结合自己的临床实践，拟订肝炎1~6号方及和肝理脾丸用于肝病的治疗。

在 20 世纪 80 年代末，先生根据自己多年的研究和学习，认为病毒性肝病是以肝脏为核心的流行性传染病，符合《内经》"五疫之至，皆相染易，无问大小，病状相似"之特点，结合吴又可对此病传染性、流行性、特异性的认识，如"其年疫气盛形，所患者重，最能传染，即童辈皆知其为疫。至于微疫似觉无存，盖毒气所钟有轻重也"，"盖当其时，适又某气专入某脏腑经络，专发为某病，故众人之病相同，非关脏腑经络或为之征也"，对病毒性肝病提出"肝瘟"的病名，使病毒性肝病的病因、病性、病位一目了然。同时认为湿热疫毒内侵是病毒性肝病的主要致病因素，肝胆脾胃不和是脏腑病变之基础，气滞血瘀是病变发展的基本过程，阴阳气血亏损是病程久延的必然结果。并指出肝郁、脾肾气阴（血）虚是慢性肝病的基本病机。运用辨病论治与辨证论治相结合的方法，在辨病的基础上进行辨证论治，以辨别不同阶段的不同病因病机为法，灵活加减，从而形成了自己对于肝炎、肝硬化独特的辨证诊疗体系。临证把本病分为肝潜、肝温、肝痹、肝积、鼓胀、肝癌 6期，配以和肝理脾丸、肝瘟汤、肝痹汤、肝积汤、鼓胀汤等治疗。方便灵活实用，值得强调的是探讨相对固定适应某一证型的药物和方剂，非常必要，绝非同类方药均能取得同样的疗效。这样既能体现中医治病的辨证特点，又能保持相对的特异性、针对性，从而取得较好而稳定的疗效。

（二）分期辨治肝炎、肝硬化的理论基础——肝炎、肝硬化辨治相关理论的历史源流与发展

肝炎、肝硬化是一种自古就有的疾病，但中医学最初并无肝炎、肝硬化之病名。有关肝炎、肝硬化的论述多归属于黄疸、胁痛、癥积、鼓胀等范畴。

在两千多年前《内经》即对黄疸的证候作了精辟的描述，如《素问·平人气象论》云："目黄者曰黄疸"，"溺黄赤，安卧者黄疸。"《灵枢·论疾诊尺》谓："身痛而色微黄，齿垢黄，爪甲上黄，黄疸也。安

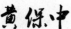

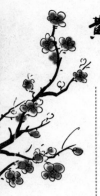

卧，小便黄赤，脉小而涩者不嗜食。"《素问·六元正纪大论》明确提出黄疸的发病原因为湿热，如"湿热相交，民当病瘅"。

东汉张仲景对黄疸的演变规律已有较明确的认识，他在《金匮要略》中指出："黄疸之病，当以十八日为期，治之十日以上瘥，反剧为难治。"仲景还将黄疸分为谷疸、酒疸、女劳疸、黑疸4类；在《内经》湿热发黄的基础上，进一步提出阳明湿热、太阴寒湿、房劳内伤、瘀热在内等不同的发病机理；治疗方面，总结创制了茵陈蒿汤、栀子柏皮汤、茵陈五苓散、硝石矾石散、麻黄连翘赤小豆汤等，开创了黄疸辨证论治的先河。

后世医家在总结前人经验的基础上，进一步发展、发挥，使黄疸的辨治日益完备。目前认为黄疸的病因病机可归纳为湿热蕴结、肝胆瘀热、脾胃虚寒、热毒炽盛、积聚日久5个方面。临床按阴黄、阳黄、急黄进行辨证治疗。

胁痛一证，最早亦见于《内经》。《素问·脏气法时论》说："肝病者，两胁下痛引少腹，令人善怒。"《灵枢·五邪》说："邪在肝，则两胁中痛。"《素问·刺热论》也有"肝热病者，小便先黄……胁满痛"等记载。这是肝病胁痛的最早记载。

孙思邈《千金方》曰："左手关上脉实者，足厥阴经也，病苦心下坚满，常两胁痛，息愤愤如怒状，名曰肝实热也。"说明对胁痛的辨证已有更多的实践经验。

金元医家对胁痛一证从病因病机到治法方药等各个方面的认识都有发展。李东垣《脾胃论》说："肝木妄行，胸胁痛，口苦舌干，往来寒热而呕，多怒，四肢满闭，淋溲便难，转筋腹中急痛，此所不胜乘之也。"朱丹溪《丹溪心法》说："胁痛，肝火盛，木气实，有死血，有痰流注。"并提出了证治方药。

明清两代对胁痛的认识更加深入。以李梴、张景岳的观点最具代表。叶天士对胁痛之久病入络者，善于辛香通络、甘缓理虚、辛泄宣瘀等法，对后世颇有影响。林珮琴《类证治裁》将胁痛分为肝郁、肝瘀、痰饮、食积、肝虚诸类，对叶氏治法亦颇多发明。

　　嗝积在《内经》即有论述，《内经》论及其病因病机为寒邪外侵及内伤忧怒，以致血气稽留，津液涩渗，着而不去，渐结成积。在治疗方面，《素问·至真要大论》提出的"坚者削之"、"结者散之"等原则，具有一般的指导作用。

　　《难经》提出了"五脏积"的名称，并对其主要症状作了具体描述。张仲景在《金匮要略》中认为"积者，脏病也，终不移"，并提出用鳖甲煎丸治疗嗝积。

　　晋唐时代搜集方药渐多，治疗经验日益丰富。宋元以至明清，进一步明确正虚、邪结是嗝积发病的两个基本面。重视气血积滞是形成嗝积的重要病理变化。治疗方面，确立了扶正祛邪、攻补兼施的原则，并在前人经验的基础上提出了比较完善的治疗方案。如明代王肯堂在《证治准绳》中提出"治疗是病必分初、中、末三法"的主张，并提出具体治则治法。张景岳在《景岳全书》中说："治积之要，在知攻补之宜，而攻补之宜，当于孰缓孰急中辨之。"李中梓认为"积之成也，正气不足而后邪气踞之"，治疗上把攻补两大治法与嗝积病初中末3期有机结合起来，并指出治积不能急于求成，可以"屡攻屡补，以平为期"。王清任在《医林改错》中强调嗝积之形成，无不与瘀血有关。

　　鼓胀病名，最早亦见于《内经》。《灵枢·水胀》说："鼓胀何如？岐伯曰：腹胀身皆大，大于腹胀等也。色苍黄，腹筋起，此其候也。"《素问·腹中论》说："有病心腹满，旦食则不能暮食，此为何病？岐伯对曰，名为鼓胀……治之以鸡矢醴，一剂知，二剂已……其时有复发者何也？此饮食不节，故时有病也。"对鼓胀的特征、病因病机、临床表现及治疗方法作了介绍。

　　张仲景在《金匮要略》中进一步阐明其病机与肝、脾、肾三脏的功能障碍密切相关。晋代葛洪在《肘后备急方》中记载了放腹水治疗

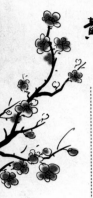

鼓胀的方法："若唯腹大，下之不去，便针脐下二寸，入数分，令水出，孔合，须腹减乃止。"隋代巢元方认为鼓胀病出现腹水，是由于腹内有结块在胁肋部，他在《诸病源候论》中说："水证者，由经络否涩，水气停聚，在于腹内，大小肠不利所为也。其病腹内有结块鞭强，在两胁间胀满，遍身肿，所以谓之水证。"

金元四大家对鼓胀的病机各有所主，见解不同。明代李梴《医学入门》说："凡胀初起是气，久则成水……治胀必补中行湿，兼以消积，更断盐酱"，对鼓胀的病理过程及治法有精辟的认识。张景岳在病因方面，明确指出"少年纵酒无节，多成水臌"。治疗方面，张氏认为"治胀当辨虚实"。

后世医家进一步认识到面部红点、红纹、蟹爪纹等外部体征和鼓胀之间有密切的内在联系。《杂病源流犀烛》指出血胀可出现"烦躁漱水，迷忘惊狂"的症状。《医宗金鉴》认为："腹胀身热，阳盛胀也。若吐、衄、泄血则亡阴矣。"说明鼓胀可出现神志异常及出血等严重并发症。

近代运用中医药治疗肝炎、肝硬化获得了极大的发展，特别是近半个世纪以来，尤其是近 20 多年来，结合现代医学对病毒学、免疫学、生物化学、分子生物学的深入研究，以及诸多诊断新技术的应用，大大提高了中医对肝炎、肝硬化的认识水平和治疗内涵。中华中医药学会内科肝病专业委员会于 1991 年 11 月制定了病毒性肝炎中医辨证标准，中国中西医结合学会消化系统疾病专业委员会于 1993 年 11 月也制定了肝硬化临床诊断、中医辨证和疗效评定标准，无疑对规范该病的辨证是一大促进。分型论治具有一次性辨证的特点，便于总结与比较，但却忽视了型的可变性和各型之间的错综复杂性、互见性，因此分型论治存在着明显的主观性。实践证明病毒性肝病尤其是慢性肝病病机复杂，用简单的分型很难说明疾病的本质。鉴于此，先生在总结古代及近现代医家辨治肝病理论及临床实践的基础上，结合自己多年的临床实践，提出运用辨病施治与辨证施治相结合的方法，在辨病的基础上进行辨证施治，以辨别不同阶段的不同病因病机为法，并根据患者的不同情况，灵活加减，即分期辨治肝炎、肝硬化，比固定证型更切合该病辨证的临床实际。

肾　病

一、反对一方一药通治一病，主张分阶段治疗肾病

先生认为：中医的精髓就是辨证论治，辨证论治是中医活的灵魂。而一方一药通治一病，是僵化地、静止地、凝固地看待疾病，忽视疾病是一个发生、发展变化的动态的病理过程，违背了中医辨证论治的诊疗特点，与中医的特色背道而驰，只能将中医引向灭亡。

肾为先天之本，藏真阴而寓真阳，肾的主要生理功能是藏精、主水和纳气。所以，中医肾病当包括以上诸方面失调所致之疾病。临床上以肾主水功能失调所致疾病最为多见，包括了现代医学中肾小球肾炎、肾病综合征、IgA 肾病、肾盂肾炎、慢性肾衰竭等常见疾病，中医多将其归属于"水肿"、"腰痛"、"淋证"、"虚劳"、"癃闭"、"关格"等范畴。先生根据自己多年的临床经验，并结合古今医家对这些疾病的认识，主张把以肾脏病变为主，临床上多表现为面目水肿，尿检多有蛋白尿和（或）血尿，随着病情发展，逐渐出现气、血、阴、阳亏虚的这类肾病，按病情特点及发展阶段的不同，分别按肾风、肾水、肾劳、肾衰 4 期进行辨证论治。如肾风的临床特点为面部水肿，肾风既反映了它的临床特点，还指出了病邪以风为主，从而为治疗提供了大方向。肾水

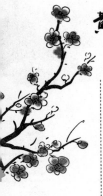

的临床特点为全身水肿，肾水既反映了它的这一临床特点，又指出了水肿的属性。而肾劳概括了那些病程相对较长，病情迁延、反复，已出现了人体气、血、阴、阳亏损的一类肾病。肾衰则为各种肾脏疾病的最终转归，反映出病情已十分严重。先生虽将肾病分为肾风、肾水、肾劳、肾衰4期，但分期是相对的，在临床上同一病人肾风、肾水、肾劳常会交替出现或兼而有之，肾劳、肾衰虽多是由肾风、肾水发展而来，但在其过程中又常出现肾风、肾水之表现，所以肾风、肾水、肾劳、肾衰4者既相互区分，又紧密联系。这样进行分期、命名更能反映肾系疾病所具有的临床特点及其特殊性、系统性、规律性，所指明确，以此指导临床，简明扼要，提纲挈领。

二、主张在辨病论治的基础上，辨证治疗肾病

先生主张将肾病分为肾风、肾水、肾劳、肾衰4期进行治疗，主张在此辨病论治的基础上，根据其望、闻、问、切四诊辨其寒、热、虚、实，进行辨证论治，灵活加减变化。具体如下：

（一）肾风

肾风之名首见于《内经》。《素问·风论》曰："肾风之状，多汗出恶风，面庞然水肿"。《素问·奇病论》中说："有病庞然如水状，切其脉大紧，身无痛者，形不瘦，不能食……病生在肾，名为肾风。"先生据此把以肾脏病变为主，临床上以面目水肿为主要表现的病证称为肾风。

先生认为肾风的病因，一为外邪侵袭，一为体质虚弱。外邪中尤以风邪外袭及疮毒内侵最为重要。如《素问·水热穴论》云："勇而劳甚，则肾汗出；肾汗出逢于风，内不得入于脏腑，外不得越于皮肤，客于玄府，行于皮里，传为水肿，本之于肾，名曰风水。"指出风邪侵袭而引起水肿。亦如《医学入门》说："阳水多兼食积，或饮毒水，或疮痍所致也。"明确提出因疮痍引起水肿。外邪或疮毒首先侵袭肺卫，如

果患者体质强健，一般外邪解除后病即痊愈；如果患者存在先天之肾虚，则外邪得以深入为患，亦即母病及子，肺病及肾，从而出现肾风证候，如《素问·评热病论》所说"邪之所凑，其气必虚"。国医大师任继学也有"乃基于机体内正气不足，卫气不固，腠理不密，外在六淫之邪或湿热之邪，以及皮肤疮痍之毒得以内乘，正邪相争，外而阴阳失调，内而脏腑经络失和而发病"的论述。可见外感六淫之邪引起肺卫气化功能失调，肺失宣降，治节无权，则不能通调水道，下输膀胱，同时病邪得以深入，内客于肾，肾之气化功能亦受影响，关门不利，致使尿少而发为肾风。

关于肾风的治疗，风水泛滥，先生常治以疏风宣肺，利水消肿。方以越婢汤加茯苓、猪苓、泽泻、车前子。偏于风热者，多伴咽喉红肿疼痛，舌边尖红，苔薄，脉浮滑数，则加连翘、桔梗、板蓝根、白茅根，以清热利咽、解毒利水；偏于风寒者，多兼恶寒，咳喘，舌苔薄白，脉浮滑或浮紧，则去石膏，加桂枝、紫苏，以助麻黄辛温解表；若面目水肿或伴全身水肿，又见汗出恶风，脉浮无力，则为卫阳已虚，可用防己黄芪汤加味以助卫行水。湿热疮毒，先生常治以宣肺解毒，利湿消肿，方用麻黄连翘赤小豆汤合五味消毒饮。此外，临床上有一部分急性肾小球肾炎患者主要表现为血尿，先生认为亦应按肾风辨治。此种情况多见于上呼吸道感染后出现血尿，发病较急，可伴有轻度颜面水肿，此为风热之邪直中于肾，热伤肾络。如《诸病源候论》所说"风邪入于少阴则尿血"。常治以疏风清热，凉血止血，临床上常以银翘散加生地、丹皮、元参、白茅根等治疗。

（二）肾水

肾水之名首见于《金匮要略》："肾水者，其腹大，脐肿腰痛，不得溺，阴下如牛鼻上汗，其脚逆冷。"先生把以全身水肿（面目亦可轻度水肿）为主要表现（如面目明显水肿则为肾风），且病主发于肾的病证名为肾水。

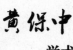

学术经验精粹

先生认为肾水的病因亦不越内外两端。内因为七情过极、饮食不节、劳倦内伤、房室过度等损伤人体正气，尤以肺、脾、肾三脏虚损、功能失调为主。外因乃外感六淫、湿热、湿毒，久居湿地，冒雨涉水等。内外相合而致肺失通调，脾失转输，肾失开阖，膀胱气化不利而发为肾水。诚如《景岳全书·肿胀》所说："凡水肿等证，乃肺、脾、肾三脏相干之病，盖水为至阴，故其本在肾；水化于气，故其标在肺；水唯畏土，故其制在脾。今肺虚则气不化精而化水，脾虚则土不制水而反克，肾虚则水无所主而妄行。"可见肺、脾、肾三脏失调或虚损导致全身气化功能障碍，是肾水发生的最基本的病机。此外，瘀血阻滞，三焦水道不利，往往使水肿顽固难愈。

关于肾水的治疗，肾水夹风偏风热者，先生常治以疏风清热，健脾利水，方以越婢五皮饮加减；偏风寒者，治以疏风散寒，化湿行水，方以麻桂五皮饮加减；夹湿热疮毒者，则予宣肺解毒，利湿消肿，方以麻黄连翘赤豆汤合五皮饮加减。水湿浸渍者，治以健脾化湿，通阳利水，方以五皮饮合胃苓汤加减。肺脾气虚，水湿内蕴者，治以健脾益气，助卫行水，方以防己黄芪汤、防己茯苓汤加减。湿热壅盛者，治以分利湿热，方以疏凿饮子加减。三焦不利，水湿壅滞者，治以通利三焦，泻肺运脾，化气利水，方用三五合剂（五子饮、五皮饮、五苓散）加减。脾肾阳虚，水湿泛滥者，偏脾阳虚衰，予温运脾阳，利水渗湿，方以实脾饮加桂枝、泽泻；偏肾阳虚衰，则予温肾助阳，化气行水，常以济生肾气丸合真武汤加减。阴虚水肿者，水肿较轻，先生常用猪苓汤合二至丸加牛膝、生地、山药、车前子、益母草以滋阴清热，利水活血；水肿较重，仍以济生肾气丸加防己、益母草以阳中求阴，化气利水，但桂附量不宜太大，附子、肉桂常各用6g，以少火生气，并避免伤阴。此外，肾水日久，先生常配合活血化瘀法，取"血行水亦行"之意，常加益母草、川牛膝、泽兰、丹参、川芎等。

典型病例

　　陈某，男，42岁，农民。1月前因劳累出现双下肢水肿，未予重视。两周前病情加重，且伴晨起脸胀，尿少，遂到某医院就诊，查尿发现尿蛋白（＋＋＋＋），血浆白蛋白29g/L。在门诊肌注青霉素、口服利尿药治疗1周，无明显疗效，遂来我院求治。入院时症见晨起脸胀，双下肢明显水肿，尿少，纳差乏困，大便溏薄。查：精神不振，面色无华，面、目轻度水肿，双下肢水肿，按之没指，舌淡而胖，苔白，脉沉缓。入院时尿检尿蛋白（＋＋＋＋），血浆白蛋白28g/L，胆固醇4.4mmol/L。中医诊断为肾水。证属脾虚不运，水湿浸渍。治以健脾化湿，通阳利水。方以防己茯苓汤合胃苓汤加减。处方：炒白术30g，茯苓15g，猪苓15g，泽泻15g，桂枝12g，防己15g，紫苏12g，陈皮12g，厚朴12g，生姜3片，炙甘草6g。嘱患者低盐饮食，并以鲤鱼赤小豆汤（鲤鱼加生姜、葱白、赤小豆同煮，吃鱼喝汤）配合治疗。治疗1周后，小便通利，1月后全身水肿消退，食纳增加，大便成形，但患者恶风，易于感冒且全身发痒，遂于上方中加防风9g，生黄芪30g，继续治疗3个月，全身已无水肿，食纳、二便正常，已无瘙痒。尿检尿蛋白（－），血浆白蛋白升至32g/L。嘱其以补中益气丸巩固治疗。

（三）肾劳

　　肾劳之名在隋代巢元方《诸病源候论·虚劳诸病候》"五劳"中已经出现，其后王冰在注《素问·评热病论》中劳风一证时提出"劳，谓肾劳也，肾脉者，从肾上贯膈，入肺中，故肾劳风生，上居肺下也。"先生把肾病中那些病史较长，病情反复迁延，已出现了阴、阳、气、血方面虚损的一类肾病谓之肾劳。

　　肾风、肾水及淋证等失治、误治或调养失当致病情迁延、反复而成肾劳。先生认为此期正气亏虚，邪浊留滞。正虚为脏腑气血虚弱，尤以脾、肾亏虚为主；邪浊多为湿浊、水湿、湿热、瘀血等，表现为虚实夹杂，而以正虚为主。此期病人每因外感、劳倦、七情内伤、饮食失调而

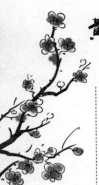
致病情加重。

对于肾劳，先生常分为脾肾气虚、气阴两虚、脾肾阳虚、阴阳两虚辨证论治。由于肾劳病人脏腑虚损中以脾肾为主，而"脾为后天之本，气血生化之源"，故肾劳病人都有血虚表现，故分型中血虚并未单独列出。脾肾气虚，治以健脾补肾，方以参芪五子衍宗丸加味。气阴两虚，治以益气养阴，方以参芪地黄汤加味。若有阴虚阳亢表现，则可用杞菊地黄汤加怀牛膝、生龙牡、生白芍以滋阴平肝。脾肾阳虚，治以温补脾肾，方以济生肾气丸加黄芪、白术、鹿角霜。阴阳两虚，治以阴阳双补，方以济生肾气丸合二仙汤加减。临床上肾劳各证型常兼有水湿、湿热或瘀血等证候，治疗上虽然是以本为主，但还应标本结合，常须配以清热利湿、活血利水、化湿泻浊之品。先生在临床上常配以益母草、车前草、茯苓、猪苓、泽泻、丹参、牛膝、大黄等。若平素易于感冒，先生又常合用玉屏风散以益气固表。

典型病例

房某，男，28岁，干部。1998年3月6日初诊。患者以"镜下血尿一年"为主诉。曾在某医科大学附属医院诊断为隐匿性肾炎，肾活检为原发性系膜增生性肾炎。曾在数家医院治疗，病情时好时坏。近1月来因感冒，加之劳累致病情加重，遂来我院诊治。症见神疲乏力，腰膝酸软，头晕耳鸣，口干咽燥，眠差，面色萎黄，舌红少苔，脉弦细。尿检：红细胞（＋＋＋）。中医诊断为肾劳。证属气阴两虚。治以益气养阴，凉血止血。方以参芪地黄汤合二至丸加减：太子参12g，生黄芪15g，生地黄15g，山萸肉12g，生山药15g，女贞子15g，旱莲草15g，丹皮15g，泽泻15g，茯苓15g，川牛膝15g，白茅根30g，小蓟30g，每日1剂，水煎分3次口服。经6个月治疗后，患者症状消失，反复尿检均无异常。

（四）肾衰

肾衰之名在1983年昆明第一次中医肾病学术会议之"慢性肾炎诊

断、疗效评定标准"中已明确提到,此名虽与西医之肾衰同名,但含义不完全等同。先生把肾劳进一步发展,人体正气虚损益甚,浊邪内蕴渐重,且常浊邪上泛,以本虚标实为特点的阶段名为肾衰。

肾衰既有阴、阳、气、血虚损的表现,又有浊邪内聚成毒之症状。肾衰为各种肾脏疾病发展的严重阶段,亦即肾劳的进一步发展。病至此期,人体阴、阳、气、血俱损,五脏俱衰,但尤以脾、肾衰败为主,同时湿浊毒邪内蕴。此为因虚致实,表现为本虚标实,常以标实为主,且浊邪始终贯穿于整个过程中。

关于肾衰的治疗,先生常遵循调理脾胃,健脾补肾,利湿活血的治疗原则,根据患者不同的情况,灵活变化。

典型病例

王某,男,25岁,农民。1998年7月27日初诊。患者于1998年5月初出现头晕,恶心,偶有呕吐,且纳差,乏困。遂到某医院检查,发现血压升高,尿蛋白(++),BLD(+),BUN 12.5mmol/L,CR 258μmol/L。诊断为慢性肾小球肾炎,肾衰竭。给予基础治疗及西药卡托普利等治疗2个月,病情无明显改善,特来我院求治。入院时症见:头晕,恶心,时有呕吐,纳差,腹胀,口干苦,大便溏而不畅,小便量少,体倦神疲,面色晦暗,面浮肢肿,舌淡苔黄腻,脉弦细。血压150/94mmHg;化验:尿蛋白(++),BLD(+);BUN 17.5mmol/L,CR 365.1μmol/L。中医诊为肾衰。证属脾肾虚损,湿热内阻,气化失司。治以健脾益肾,清热化浊。方以温脾汤合黄连温胆汤加减:附子6g,干姜6g,党参15g,生黄芪24g,生大黄6g,炙甘草5g,茯苓15g,陈皮12g,怀牛膝15g,黄连6g,竹茹9g,车前草15g,益母草30g,并配合优质低蛋白、低钠低磷饮食,经2周治疗,患者症状明显改善,继服1月后复查:血压138/86mmHg,尿蛋白(+),BLD(±),BUN 9.8mmol/L,CR 205μmol/L。上方去黄连、竹茹,加山药15g,熟地15g,山萸肉12g,泽泻15g。继服1月后,复查血压135/86mmHg,肾

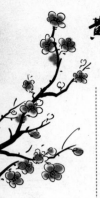
功能正常, 尿检尿蛋白 (±), BLD (−)。

三、重视疏风宣肺以辨治肾风

先生在肾风的治疗上, 十分重视疏风宣肺, 他认为疏风宣肺亦即"开鬼门"法,《金匮要略》谓:"诸有水者, 腰以下肿当利小便, 腰以上肿当发汗乃愈。"又有:"风气相搏, 身体洪肿, 汗出乃愈。"说明疏风宣肺的汗法可利水消肿, 因肺气得开, 三焦水道得以通利, 水液能下输膀胱而为尿。先生认为除了面部或上半身水肿外, 有以下3点之一即可运用疏风宣肺法:①有明显的表证;②有肺经症状;③病程短(一般在1个月内)。此外, 先生疏风宣肺必用麻黄, 这为一些医者所不理解, 因为面目水肿常见于急性肾小球肾炎, 急性肾小球肾炎常伴有高血压, 故有些医者主张急性肾炎禁用麻黄。而先生认为急性肾炎患者出现血压升高是由于肺失宣降, 肾失开阖, 水湿壅盛所致, 而麻黄疏风宣肺, 发汗利水作用良好, 所以使用麻黄方剂可使肺气宣畅, 水道通调, 小便通利, 水湿消除, 血压反而恢复正常。

典型病例

魏某, 男, 9岁, 学生。于1999年4月23日初诊。一周前因受凉出现发热、头痛、咽痛, 经肌注青霉素, 口服"感冒通"3天后, 体温正常, 但仍咽痛。昨日早晨发现颜面、眼睑水肿, 小便短赤。查尿常规BLD (+++), 尿蛋白 (+), 查体: 血压135/90mmHg, 眼睑、颜面明显水肿, 咽红, 双侧扁桃体Ⅱ度肿大, 双下肢轻度压陷性水肿, 舌边尖红, 苔薄黄, 脉浮略数。中医诊断为肾风。证属风水泛滥, 偏于风热。治以疏风清热, 宣肺利水。方以越婢汤加味。处方: 麻黄6g, 石膏15g, 生甘草5g, 生姜3片, 大枣1枚, 桔梗6g, 连翘9g, 板蓝根15g, 泽泻15g, 车前子15g。每日1剂, 水煎分3次口服。服药3天后小便通利, 颜面水肿减轻。一周后水肿基本消退, 咽不红, 双侧扁桃体Ⅰ度肿大, 血压120/79mmHg, 查尿常规BLD (++), 尿蛋白 (−)。

上方麻黄减为 3g，并加茯苓 10g 以健脾利水，加丹皮 9g 以清热凉血。继服 10 剂后，全身已无水肿，血压正常，尿检仅 BLD（＋），扁桃体仍 I 度肿大，遂出院。嘱服银翘解毒丸半丸，每日 2 次。1 个月后多次尿检均正常。

四、善于补益脾肾及气血，辨治蛋白尿和血尿

蛋白尿是慢性肾小球肾炎实验室诊断和疗效判定的重要指标，更为慢性肾病临床主要表现之一。先生根据其发生、发展及临床特点，将其归属于中医肾劳范畴。先生认为蛋白尿多为脾肾两虚所致。因脾能升清，脾虚则不能升清散精，以致谷气下流，精微下注；肾主封藏，肾虚则封藏失司，肾气失固，精微下泄。虽然脾肾两虚是蛋白尿的主要病机，但是影响脾肾两虚的因素很多，它脏的虚损可以影响脾肾，各种邪气也可以影响脾肾。就邪气而言，最主要的有水湿、湿热、瘀血及感受风邪。因此，绝非单纯健脾固肾就可解决问题。临床上，先生常将蛋白尿分为脾肾气虚与气阴两虚，分别用参芪五子衍宗丸和参芪地黄汤合二至丸加减进行治疗。夹湿热者，常加益母草、石韦、土茯苓；夹瘀血者，常加川牛膝、益母草、丹参；夹风热者，加升麻、蝉衣；夹风寒者，加苏叶；蛋白尿多者，加芡实、金樱子、五味子等加强补肾固摄之力。

血尿亦为慢性肾病之常见症状，且多为镜下血尿。先生认为，其病机一为阴虚火旺，迫血妄行；一为气不摄血，血不归经。由于慢性肾病病程较长，久病入络，久病多瘀，故两型中又常兼夹瘀血。治疗上，阴虚火旺者治以滋阴清热，凉血活血，常用六味地黄汤合二至丸加川牛膝、白茅根；气不摄血者治以益气健脾，止血活血，常用补中益气汤加阿胶、生蒲黄、小蓟。对于反复外感咽痛而出现血尿者，先生又常用清上以治下的方法，常用时振声先生之银蒲玄麦柑橘汤治疗。

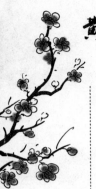

典型病例

赵某，男，36岁，农民，1997年11月4日初诊。以"蛋白尿、血尿3年"为主诉。2年前曾在某医院确诊为IgA肾病，经服中、西药治疗，病情时好时坏。近3个月来尿蛋白持续在（++～+++）之间，伴晨起脸胀，下午腿肿，尿少色黄，腰膝酸困，手足心热，眠差梦多，神疲乏力，易于感冒，面色晦暗，舌质略红，少苔，脉细滑。尿检尿蛋白（+++），BLD（+）。中医诊断为肾劳。证属气阴两虚兼夹湿热。治以益气养阴，清利湿热。方用参芪地黄汤合二至丸加减：生黄芪15g，太子参12g，生地15g，山萸肉12g，生山药15g，丹皮12g，泽泻15g，茯苓15g，女贞子15g，旱莲草15g，益母草30g，石韦30g，川牛膝15g。服药2周后，诸症消失，尿检尿蛋白（+）、BLD（-）。继以上方去石韦继服，半年后复查尿蛋白（-）、BLD（-）。

五、明确标本缓急，合理治疗肾衰

肾衰为各种肾脏疾病持续发展的共同转归。病至此时，人体阴阳气血俱损，五脏俱衰，但尤以脾肾衰败为主，同时湿浊毒邪潴留。由于病至肾衰常以湿浊上泛为主，许多患者在临床上既有神疲乏力、气短懒言、面色无华、舌淡、脉细等阴阳气血亏损的表现，又有呕恶频作、食入即吐、纳呆腹胀、便溏或便秘、口苦口黏、苔白腻或焦黄或焦黑燥裂等湿浊、湿热上犯脾胃之症状。此时病人多虚不受补，益气之品易壅塞气机，养阴之药则滋腻碍胃。倘若强用补品则不仅难以受纳，且易增湿热，助长邪实，加重病情。故先生认为治疗上当遵循《证治准绳·关格》提出的"治主当缓，治客当急"的原则。首先调理脾胃，化浊降逆。因脾胃健运不仅顾护了胃气，且有助于祛湿化浊，降逆止呕。如此，则呕恶可除，胃气恢复，饮食渐进，从而为进一步治疗本虚奠定了基础。临床上常可见到，慢性肾衰病人一旦胃肠功能恢复，食欲增加，营养状态得到改善，则病情很快好转；反之，则病情恶化。可见调理脾

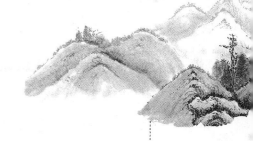

肺系疾病

一、推崇平衡调节疗法

先生在辨治肺系疾病过程中，特别重视"平衡调节"疗法，他认为应用此法治疗疾病，更能突出中医特色。

平衡调节疗法的思想源于《内经》，但《内经》中并无"平衡"两字，而"权衡"处处可见。"权衡"非绝对的、静止的平衡，而是不断通过权变以保持动态的平衡。平衡调节法也即是通过治疗使人体达到新的动态平衡。只有重新达到"阴平阳秘"，才能取得"其气乃治"。《内经》中的治则，均属于"阴阳反作，治在权衡相夺"。调治阴阳在于拨乱反正，使整体阴阳恢复正常协调。从这个意义上讲，不论何种治法或哪种性能和作用的药物，只要辨证正确，使用适当，都能消除疾病，有助于全身脏腑、经络、气血的改善，达到权衡以平，从而达到提高机体免疫机制和抗病的能力。

肺系疾病常见发热、咳嗽、气喘症状，且咳喘反复发作，先生认为通过平衡调节法治疗，不仅能使症状消失，还能改善体质，提高生活质量，防止疾病的发生。所以治病要求本，找到病因针对性治疗，才会收到良好的效果。慢阻肺、咳喘病，不能只治肺、只止咳或平喘，而不考虑其他，这样不会得到最佳结果。如解表清里、补虚泻实、调畅气机、化痰散瘀等方法和治法，均是平衡调节体内的失衡状态，使内外平衡，表里相和，气机顺畅，从而使人体达到新的平衡。

先生认为平衡疗法不是静止的平衡，而是动态的平衡。通过治疗不

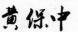
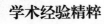

仅要达到局部平衡，而且要达到整体平衡。平衡疗法使疾病的治疗从"对症治疗"转为"对因治疗"。实践证明，人体气血的盛衰，阴阳的失调，直接影响着人体生理功能和免疫功能的强弱。人在正常生理状态时必须具备阴阳平衡，气血平衡，脏腑平衡，升降出入平衡等。但是，不少人在生长发育过程中因为先天不足或后天调摄不当患上了不同的疾病，破坏了人体生理动态平衡，造成体质、器官、功能等异常，进而破坏了免疫功能，各种疾病是人体动态失去平衡而表现出的病证，所以治疗应遵循人体自然平衡规律，以中医学理论为指导，调节并恢复身体各脏腑的功能，恢复免疫系统正常功能。平衡疗法主张用药与治疗要做到：对疾病不仅治标，更重视治本，施之顺势，祛邪外出，通过调理气血，平衡阴阳以达恢复人体生理和免疫平衡之目的，使人体失衡状态得以纠正，在临床上取得了很好的疗效，让患者恢复了健康的生活。

先生指出：平衡疗法是整体动态平衡观念和思想方法，并不是"千人一法，万人一方"。由于每一位患者的具体病情不同，而且身体状况存在差异，故在治疗上应根据病人的具体病情为患者制订治疗方案。此学术思想是中医治病不可缺少的，不仅可以运用于感冒、咳喘病等肺系疾病，也可以运用于其他系统疾病的治疗。如平衡疗法治疗肝病、肿瘤、艾滋病、肾病、皮肤病及关节病等，疗效均佳，值得进一步学习与研究。

二、主张"见肺之病，当先实脾"

肺系疾病，主要表现为咳嗽、咳痰。要消除这些症状，不仅要治肺，而且要重视治脾。脾属土，肺属金，土能生金，两者为母子关系。肺主气，脾主运化，肺气有赖于脾所运化的水谷精微以充养。肺病日久，子盗母气，可伤及脾脏，脾病亦可殃及肺脏。若脾虚日久可导致肺气亦衰，出现咳嗽、气促、语言低微等症状；若脾失健运，不能输布水谷精微，酿湿生痰，上渍于肺，壅塞肺气，影响气机出入，遂为咳嗽、咳痰。即"脾为生痰之源，肺为贮痰之气"。"善治痰者方能使之不生，才是补天之手"。所以先生指出：治疗肺系疾病要注意顾护脾胃之气，主张"见肺之病，当先实脾"。

先生认为咳喘病患者长期反复使用抗生素治疗，抗生素在杀死致病菌的同时，也将体内肠道有益菌杀死，导致肠道功能紊乱，脾胃功能低下，临床常见发热退了，但病人却出现恶心、腹胀、无食欲、舌苔厚腻、疲乏无力之症。所以在治疗过程中，将调补脾胃、顾护胃气贯穿于治疗全过程，善于应用白术、苍术、陈皮、半夏曲以及二陈汤、枳术丸、六君子汤等。即使在咳喘病急性期也多选用蒌贝枳桔二陈汤，在化痰行气、宽胸理气的同时，佐有健脾、调理脾胃气机之药，缓解期临证多用六君子汤，以培土生金。

慢性咳喘患者，疾病进展会出现呼吸衰竭，而呼吸衰竭与呼吸肌疲劳有关。先生认为，呼吸肌疲劳与肺、脾、肾气虚有关，尤其与脾气关系最为密切。肺主宣发肃降，主治节；肾主骨，主纳气；脾主肌肉。若肺气虚不能宣发肃降，正常吸入清气的功能失常，则呼吸无力、浅慢，口唇发绀；肾气虚则气之摄纳失司，胸骨、肋骨失养，故气短不足以息，动则加重；脾失健运，气血乏源，肌肉无以奉养，则呼吸肌萎缩、膈肌无力，导致呼吸急促、表浅、气不归根之无根呼吸外，形体上易引发颈、肩、背部肌筋紧张、僵硬不适等一系列上实下虚的临床表现。根据"脾主肌肉四肢"的理论，故在治疗过程中要注意：肺病既要治肺，又要治肾，更要做到"见肺之病，当先实脾"，通过"补土生金"和"补益肺气"、"肺肾同补"，延缓和控制呼吸肌疲劳的发生和发展。临证用药善用党参、黄芪、白术、五味子、补骨脂及补中益气丸、补肺汤、六君子汤等。

人"以胃气为本"。脾胃为后天之本，"安谷则昌"，"绝谷则亡"，"有一分胃气，就有一分生机"，所以健脾和胃十分重要。李东垣《脾胃论》指出："脾胃不足之源乃阳气不足，阴气有余。当从元气不

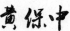
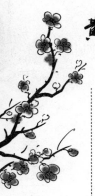

足……随证用药治之"。意思是说，脾胃不足的根源，是阳气不足，阴火有余。在治疗中，先生强调：以培补脾胃元气为主，时时注意保护脾胃生机，忌大肆用苦寒药损伤脾胃的元气，或因攻邪而克伐脾胃之气。否则，"脾胃一虚，肺气先绝生化之源。"

三、主张表里同治，重视内外平衡

肺系疾病与肺卫关系最为密切，病位主要在肺。而肺与大肠相表里，肺气肃降功能正常则大肠传导功能正常。腑气通畅又有助于肺气的肃降。若痰热壅肺或痰浊阻肺，肺气不降，则腑气不通，或因厚味积热，腑实热结，上干于肺，肺失肃降，而见喘逆胸满、腹胀、便秘、舌苔黄燥、脉滑实者，当泻肺通腑，釜底抽薪。在治疗中，先生特别强调要重视运用"治肺泻大肠"理论。他认为通里攻下，不单是因通便而调整了脏腑失常之气机，增强了机体抗病能力，同时又有泻火涤浊、清神及救逆平喘之功，还能降低脑压和脑水肿，从而可改善呼吸衰竭的状况。另外，泄热通便既可以排出细菌和肠源性内毒素，又有利于肺部炎症的控制，促使疾病向好的方向转化。如此表里同治，则内外平衡，疾病便可向愈。临床多选用大黄、全瓜蒌、芒硝、枳实等，善用宣白承气汤、厚朴三物汤。腑气通畅，痰浊下泄，肺之肃降功能自复，此即"脏实泻其腑"、"表里同治"的方法。

四、宽胸化痰，调畅气机，平衡逆乱

先生认为老年咳喘的病因病机为"内外合邪"论，气机失调、外感、痰浊三因相和而发病。因素体不足，后天失养，致脏腑功能失调，气机紊乱，痰浊内生，再感受六淫邪毒，引动伏痰，内外合邪，表里同病，多脏俱损而发病。痰浊内阻及气机失调是此病的主要病理因素。基于痰气交阻的主要矛盾，先生经过多年的临床实践，自拟"蒌贝枳桔二陈汤"，可宽胸化痰、调畅气机，从而使逆乱之肺气平复。此方是先生

治疗老年咳、痰、喘的常用方剂，由全瓜蒌、浙贝母合枳术丸、二陈汤加减而成，具有清热化痰、宽胸理气、止咳平喘之效。方用全瓜蒌、浙贝母清热化痰散结，宽胸理气；桔梗、枳壳，一升一降，桔梗宣肺，既可宣散壅塞之肺气，又可载药上行达肺；枳壳行气畅中，枳壳与白术配伍，取枳术丸之意，健脾消痞，升清降浊；陈皮、茯苓、法半夏、炒白术，健脾化痰；全瓜蒌、炒白术、枳壳配伍可通腑泄热，使邪有出路。肺与大肠相表里，肺气壅塞，腑气不通，则气短喘咳不止，若腑气通，肺气宣散，则咳喘自平。加减变化：若痰涎壅盛加葶苈子；痰热盛夹血瘀者加天竺黄、干地龙；气喘盛者加僵蚕、白芍、改生甘草为炙甘草；肺脾气虚，纳差明显者加党参、黄芪，改法半夏为半夏曲；肾气虚，夜尿频多，气不接续者加补骨脂、五味子；大便干结，腹气不通合用宣白承气汤；口唇爪甲青紫、面晦暗合用丹参饮或血府逐瘀汤；汗多心慌者合用二参汤（太子参、丹参）。

典型病例 **蒌贝枳桔二陈汤治验举例**

段某，女，76 岁，以"咳嗽，咳痰，气喘反复发作 50 余年，加重 1 周"为主诉入院。入院症见：咳嗽，咯黄白黏痰，量多，气喘气短，头晕，胸闷，纳差，乏力，大便干，舌质淡暗，苔薄黄，脉弦滑。查体：双肺可闻及干湿啰音，心界不大，心率 87 次/分，双下肢不肿。中医诊断肺胀（痰热壅肺）。治法清热化痰，宽胸理气。方药予蒌贝枳桔二陈汤加减。处方：全瓜蒌 18g，浙贝母 10g，枳壳 12g，桔梗 15g，陈皮 12g，茯苓 20g，法半夏 10g，炒白术 15g，天竺黄 10g，干地龙 10g。口服中药 7 剂后咳嗽症状明显缓解，双肺干啰音消失，仍可闻及细小湿啰音，但患者情绪不佳，常出现胸部疼痛不适，性情急躁，舌质红，苔薄黄，脉弦，故在原方基础上加泻白散（桑白皮 15g，地骨皮 15g，生甘草 6g）清泄肝热。再服 7 剂，咳嗽偶作，咯少量白痰，气喘消失，胸背疼痛消失，情绪急躁之症缓解，纳可，二便正常，舌质淡红，苔白润，脉弦。上方全瓜蒌减至 10g，去干地龙、天竺黄，泻白散继用，加

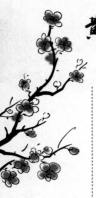

用薄荷 10g。再服 4 剂，诸症消失。

五、天人相应，整体治疗和局部治疗结合

人与自然是一个统一的整体，与自然界有着极为密切的联系，无论人体生理还是病理，都直接或间接地与自然界变化有关。肺系疾病中，尤其是慢性咳喘病，如慢阻肺、哮喘等病，常常在冬季或天气变冷时发病或加重。根据天人相应的观点以及《内经》"春夏养阳"、"秋冬养阴"的理论，先生特别推崇采用"冬病夏治"法防治呼吸道疾病，即用药在穴位处贴敷，再加离子导入法治疗，以补体内阳气，达到"正气存内，邪不可干"的目的，是中医学"天人合一"思想的体现。

先生在诊病中特别主张"以人为本"、"平衡调节"辨证治疗，力求从"病"到"人"，辨体、辨病、辨证相结合。特别强调受治疗者是一个完整的人，而不能局限于一个病，应做到整体治疗与局部治疗同时进行。在内服药物进行整体治疗的同时，还应配合刮痧、针灸、穴位注射、雾化吸入、中药灌肠等局部治疗方法，使疗效更加突出。

注重自然环境对人体疾病的影响，适时进行合理的防治，同时药物整体治疗与局部治疗相结合，达到整体动态平衡，从而治愈疾病。

六、辨体、辨病、辨证相结合防治感冒

先生认为感冒与人的体质和后天多种因素密切相关。现代人由于生活条件好，烟酒湿热之品内壅，平时注意调补，加之自然气候也逐年变暖，造成人体内阳有余而阴不足，阴阳失去平衡，体内郁热较甚，故冬季感寒，邪易从热化，而出现风热之证或表寒里热证。如再感受风热，热象更著。根据此病因及体质特点，先生认为：此类易感冒者是内外、寒热、阴阳气血失衡，导致肌体的平衡状态紊乱而致。辨证为表寒里热，气血不通。选方推崇防风通圣丸。该方出自《宣明论方》，为解表、清热、攻下三者并用之方。方中防风、荆芥、麻黄、薄荷疏风解

表，使风邪从汗而解；大黄、芒硝泄热通便，配伍石膏、黄芩、连翘、桔梗，清解肺胃之热；山栀、滑石清里热，使里热从二便而解；当归、川芎、白芍养血活血，白术健脾燥湿，甘草和中缓急。如此，则汗不伤表，清下而不伤里。加减剂量治疗，可达到疏解外感之表邪，清泄内壅之阳热，通活体内之血脉。具有和解表里，宣通上下，调气活血的功能，对人体生理、病理有着明显的动态平衡的调节效应，符合中医脏腑相关的整体观念。

先生据其多年的临床经验，将防风通圣丸作为平衡疗法的代表方剂。临床善用于治疗外感、内伤性多种高热及风疹、湿疹、荨麻疹、淋巴结炎、瘰疬初起等多源性皮肤斑疹及多源性多种以高热为主的病证。同时，根据亲身体验，先生还将本方作为中老年保健方药。中老年者每日1次，每次6g，长期服用，可起保健、美容作用。

"有病无病，防风通圣"是先生常说的一句话，他认为"调和气血就是补"，所以此方具有防治结合的意义。

典型病例 **防风通圣丸治验举例**

【案1】陈某，男，15岁，以"寒战高热3天"为主诉就诊。体温高达40℃，头晕目眩，口苦口干，胸膈痞闷，大便秘结，全身每日出现荨麻疹，多则3次，少则1次。在儿童医院静点阿奇霉素、穿琥宁无效，病毒检测提示"流感病毒感染"。因用西药无效自动出院，求治于先生。查体：形体肥胖，舌尖红，苔薄黄，脉滑数，全身可见荨麻疹。诊断为风热感冒。嘱患者停服所有药，多喝水，卧床休息。给予防风通圣丸，每次2包，每日3次口服。口服2次后，大便通畅，体温逐渐下降至37.5℃。服药1天，发热症状消失，改为每次1袋，每日3次，再服2天，诸症均消。

【案2】张某，农民。以肺胀（肺心病）、鼓胀（肝硬化腹水）并病求治。患者突生高热，化验提示风温肺热（血常规示有感染）、结胸（腹膜感染）。多种抗生素治疗一直高热不退。经换用本药，一日便通

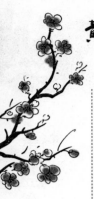

热减，二日后热退，病情局限。

【案3】李某，女，28岁，荨麻疹起伏半年不愈，经用药两日，发疹停止，经少量巩固。随访1~2年，再未复发。

【案4】王某，男，72岁，体健，但长期皮肤干燥，痒疹不断，颇为其苦。经用本药按保健用药1个月后，症状减缓，长期服用身心健康，意欲再婚。

附：慢性阻塞性肺疾病诊疗方案

一、病名与病因病机

关于慢性阻塞性肺疾病（简称慢阻肺）的病名，临床中，各医家多是根据自己的心得和前人的经验将其归属于"咳嗽"、"喘证"、"痰饮"、"肺胀"几类疾病当中。先生认为肺胀在病因病机、临床表现、病情演变及其预后转归诸方面与慢阻肺关系最为密切，认为应该将慢阻肺归属于"肺胀"范畴。他认为慢性阻塞性肺疾病是慢性胸肺疾患日久导致，出现咳喘症状者多为老年人，称"老年咳喘病"更为形象，提出"老年咳喘病"之名。这样有助于和哮喘鉴别，支气管哮喘多为幼年、青年发病，慢阻肺为中老年多发，哮喘日久会发展成慢阻肺。

先生认为本病的病因病机为"内外合邪"，为气机失调、外感、痰浊三因相合而发病。因素体不足，后天失养，致脏腑功能失调，气机紊乱，痰浊内生，再感受六淫邪毒，引动伏痰，内外合邪，表里同病，多脏俱损而发病。气机失调及痰浊内阻是此病的主要病理因素。正如清代李用粹《证治汇补》云："因内有壅塞之气，外有非时之感，膈有胶固之痰，三者相合，闭阻气道，搏击有声，发为哮病。"虽然哮证不属于慢阻肺的范畴，但哮证日久就会发展为肺胀，肺胀属于慢阻肺的范畴，所以基本病因病机是相通的。

二、治法概述

对于慢阻肺的治疗，先生主张辨病辨证相结合，以分期（急性发作期与缓解期）论治为纲，按证候表现特点分型论治，临床收到了较好疗效；推崇平衡疗法之大法，达到了使人体内外环境平衡以及使体内阴阳气血平衡目的；辨证服药时，注重阴阳气血、表里、寒热、虚实各方面的协调平衡，同时又重视局部治疗和全身治疗的结合以及人与自然界的整体关联。发作期具体治法有：①宽胸理气，化痰止咳；②清热化痰，行气通腑；③化痰平喘，益气活血；④温肺化痰，解表蠲饮；⑤柔肝息风，涤痰开窍；⑥益气通阳，泻肺利水；⑦益气养阴，化痰通络；⑧补肾纳气，止咳平喘。同时可配合中药灌肠、针灸、穴位注射等法治疗。缓解期注重虚损脏器的调补，根据"天人相应"观点适时调治。治疗应做到饮食和功能锻炼相结合。通过整体平衡调节疗法的治疗，增加机体抗病能力，阻止慢阻肺的进展，可收到良好的治疗效果。

"正气存内，邪不可干"，"邪之所凑，其气必虚"。风、寒、热、瘀、痰、湿、气、虚、浊毒的轻重偏颇，决定了病势的演变、证型的相互转化。表里、寒热、气机逆乱、脏腑失和、阴阳气血虚实的病理特点决定了平衡疗法的重要性。慢阻肺是长期多种病理因素作用于人体发展而来的慢性病。在较长的治疗周期中，先生根据正邪消长变化，在辨病与辨证的基础上，总结出以上治法，相须为用，表里同治，上下宣通，调理气机，化痰不忘补气行气、温阳，补气不忘行气，益气养阴不忘疏络；养阴不忘扶阳、清热，结合脏腑之间的相互影响，补虚泻实，协调互补，使机体达到一种新的平衡状态，从而达到治病目的。

三、辨证分型治疗

（一）痰气交阻，气机不畅

【**症状**】咳喘痰多，痰出咳平，气喘，咽喉或胸部似有物梗阻，胸

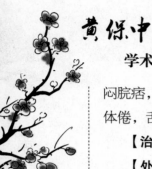

闷脘痞，痰色白或呈灰色，质黏腻或稠厚成块，气短，呕恶纳呆，神疲体倦，舌质淡暗，苔白腻，脉细滑或濡滑。

【治法】宽胸理气，化痰散结，止咳平喘。

【处方】蒌贝枳桔二陈汤加减。

【常用药物】全瓜蒌、浙贝母、枳壳、桔梗、陈皮、茯苓、半夏、白术、苏子等。

【加减变化】若痰涎壅盛加葶苈子；痰热盛夹血瘀者加天竺黄、干地龙；气喘盛者加僵蚕、白芍，改生甘草为炙甘草；肺脾气虚，纳差明显者加党参、黄芪，改法半夏为半夏曲，或用蒌贝枳桔六君子汤；痰湿盛可加平胃散、三子养亲汤；肾气虚夜尿频多、气不接续者，加补骨脂、五味子；大便干结，腑气不通者，合用宣白承气汤；口唇爪甲青紫、面晦暗者合丹参饮或血府逐瘀汤；汗多心慌者，合二参汤（太子参、丹参）。

（二）痰热壅肺，腑气不通

【症状】咳喘烦躁气促，喘逆胸闷，痰黄黏稠，不易咯出，面红，目如脱状，口干但饮水不多，腹胀，大便干燥不通，舌质红，苔黄腻，脉滑数或浮滑，常伴恶风身热、头痛口渴、鼻流黄涕等表证。

【治法】清热化痰，宽胸理气，行气通腑。

【处方】蒌贝枳桔二陈汤合宣白承气汤。有表证者合麻杏石甘汤。

【常用药物】全瓜蒌、浙贝母、枳壳、桔梗、陈皮、茯苓、半夏、大黄、生石膏、杏仁、炙麻黄、天竺黄、地龙、牛蒡子、连翘、桑白皮、鱼腥草。

【加减变化】若痰黄如脓或有腥臭味者，多为合并肺痈，可加芦根、白茅根、生薏苡仁、鱼腥草、败酱草、蒲公英以清热解毒，化痰消痈。若见心烦失眠，舌红少苔，中有滑剥，脉细滑者，可加知母、山栀子、南沙参养阴清热。

（三）痰浊壅塞，气虚血瘀

【症状】喘息气短，动则加重，咳嗽痰多，色白黏或呈泡沫，平素易感冒，常因气候变化而诱发，伴口唇暗淡，脘痞纳呆，倦怠乏力，舌淡暗或紫或有瘀斑，苔薄腻或白滑，脉细滑或涩。

【治法】化痰平喘，益气活血。

【处方】蒌贝枳桔六君子汤合丹参饮。

【常用药物】全瓜蒌、浙贝母、枳壳、桔梗、陈皮、半夏、茯苓、党参、黄芪、白术、丹参、川芎、桃仁、炒薏苡仁、防风、当归。

【加减变化】易感冒者合玉屏风散加减，瘀血重者加血府逐瘀汤。

（四）外有表寒，内有痰饮

【症状】恶寒发热，身痛无汗，咳逆喘促，不得平卧，胸腹胀满，形寒怕冷，咳吐稀白色泡沫痰，量多，口干不欲饮，苔白滑，脉浮紧。

【治法】温肺化痰，解表蠲饮。

【处方】小青龙汤或射干麻黄汤。

【常用药物】麻黄、五味子、白芍、干姜、甘草、细辛、射干、半夏、紫菀、桂枝、款冬花。

（五）肝肾阴虚，痰蒙清窍

【症状】咳逆喘促，咳痰不爽，表情淡漠，神志恍惚，嗜睡甚或昏迷，或躁烦谵妄，肢体瞤动，舌质暗红或红绛，舌体瘦小，苔白腻或黄腻，脉细滑数。此型常见于重度慢阻肺合并呼吸衰竭。

【治法】柔肝息风，涤痰开窍。

【处方】一贯煎、菖蒲郁金汤合涤痰汤加减。

【常用药物】生熟地、山萸肉、玄参、石菖蒲、郁金、清半夏、胆南星、茯苓、竹茹、枳壳、酒军。

（六）脾肾阳虚，水湿内停

【症状】面浮足肿，腹满尿少，心悸喘咳不得卧，咳清稀痰，形寒怕冷，面唇青紫，脘痞纳呆，舌胖质暗，苔白滑或水滑，脉沉细数或结代。此型常见于重度慢阻肺合并右心衰竭。

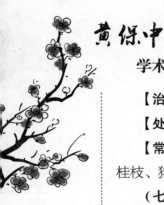

黄保中

学术经验精粹

【治法】益气通阳，健脾利水。

【处方】苓桂术甘汤、真武汤加减。

【常用药物】制附片、茯苓、干姜、白芍、桑白皮、苏子、葶苈子、桂枝、猪茯苓、白术、泽兰、泽泻、赤芍、益母草。

（七）气阴两虚

【症状】喘憋心悸，动则尤甚，咳痰量少，质黏难咯，心烦失眠，声低气怯，少气懒言，口干便秘，舌嫩红或淡暗，苔少，脉沉细。

【治法】益气养阴，化痰通络。

【处方】生脉散加减。

【常用药物】人参、麦冬、五味子、生熟地、山萸肉、百合、丹皮、泽泻、山药。

【加减变化】若伴唇甲发绀，脉细涩者为兼痰瘀阻络之征，可加化痰通络之药。旋覆花、当归、丹参、丝瓜络等。若见面色潮红、汗出心烦，齿龈鲜红，舌红少苔或无苔，脉细数者，为阴虚火旺证，可用麦味地黄汤或百合固金汤。

（八）肺肾气虚

【症状】胸满气短，语声低怯，动则气喘，偶咳少痰或无痰，或见面色晦暗，或见面目水肿，舌淡苔白，脉沉细。

【治法】补肺益肾，止咳平喘。

【处方】补肺汤合平喘固本汤。

【常用药物】黄芪、生地、紫菀、桑白皮、党参、五味子、沉香、磁石、苏子、半夏、胡桃肉、橘红。

【加减变化】若兼咳喘痰多稀白，腰酸肢冷，苔白腻，脉象细滑。可用燥湿化痰，补肾纳气，方药：补肾化痰汤（杏仁、炒苏子、苍术、五味子、补骨脂、胡桃肉）。

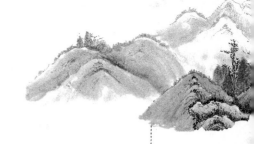

四、中医综合疗法

（一）中药灌肠方

【组成】炙麻黄 6g，杏仁 12g，川芎 15g，白芥子 15g，地龙 15g，苏子 15g，白芍 15g，甘草 10g。

【功效】宣肺平喘，化痰通络。

【加减】伴有发热、痰黄稠等热象者，加黄芩 10g，桑白皮 15g；伴有怕冷、痰稀薄等寒象者，加细辛 10g，仙灵脾 15g。

（二）穴位注射

取双侧足三里、肺俞、肾俞，用黄芪注射液穴位交替注射，每穴 1ml，以顾护胃气，健脾益气，补肺益肾。

（三）针灸

1. 气喘

【主穴】大椎、风门、肺俞。

【配穴】痰多气壅加天突、膻中（手法为点刺，不留针，起针后加火罐）；喘而欲脱加内关、三阴交（手法为平补平泻）；发热加曲池、鱼际；心慌加内关。

2. 咳嗽

【主穴】肺俞、合谷。

【配穴】痰多配丰隆；咽痒配天突；胸闷配内关、膻中。

（四）雾化吸入

1. 清开灵注射液

5ml，每日 2 次，清热解毒，开窍醒脑。现代研究认为清开灵注射液具有抗炎、抗病毒作用。

2. 丹参注射液

2ml，每日 2 次，以活血化瘀，补血。现代研究认为丹参注射液具有较强的抑制弹性酶活性的能力，雾化吸入丹参液对提高慢阻肺、肺心

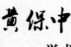

病患者的临床疗效、缩短病程有一定意义。

五、缓解期治疗

缓解期治疗以中医中药扶正固本为主，配合其他治疗措施，调节机体的内环境平衡，发挥机体的自卫机能，增强机体的自稳状态，防止病情复发或加重。现代医学认为慢性阻塞性肺疾病发作期治疗的关键是控制感染，然而最新的病理学研究表明：感染不仅是病原微生物的侵袭，更重要的是机体产生的损伤性免疫反应。因而控制感染性疾患不再是单纯的抑制病原微生物，更重要的是调节机体免疫反应，无论发作期、缓解期都应提高免疫力。所以提高机体免疫功能尤为重要，更是缓解期治疗要达到的目的。

（一）预防感冒

（1）增加耐寒锻炼，冷热水交替洗脸，房间注意通风。

（2）口服药物调补脏腑：防复发重在补肺、健脾、益肾、调肝。若肺气虚：口服玉屏风散；脾气虚：口服四君子汤或六君子汤；肾气虚：口服金匮肾气丸；肺脾阴虚：口服沙参麦冬汤；肺肾阴虚：口服麦味地黄丸、七味都气丸；肝脾不和：口服逍遥丸加减；对于素体阳盛，又易发热感冒者，常服防风通圣丸。

（二）注重外治法

1. 中药穴位贴敷加直流电离子导入治疗（即冬病夏治）

慢阻肺在寒冬季节容易发病或病情容易加重，中医学统称为"冬病"。"冬病"发生的根本在于寒邪强盛和阳气亏损。"夏治"强调在炎热的夏季采取各种相应的防治措施，以减少咳嗽、咳痰、气喘的发生和发展。在夏季三伏时令，治疗"冬病"的好处在于：其一，可以乘伏天阳气旺盛之势，祛除体内沉痼之寒邪宿疾；其二，可以有助于亏损阳气的培补；其三，可以更好地发挥中药的药效，达到预防冬病的发作或彻底铲除病根从而治愈疾病的目的。而在伏天暑热环境下施治，又具有温补阳气，透里达表，强壮人体正气的作用，对反复发作的咳嗽、气喘疾病是一种理想的疗法。药用白芥子、延胡索各24g，甘遂、细辛各12g，共为末，和匀，在夏季三伏中，分3次用姜汁调敷，贴于背部肺俞、心俞、膈俞，用纱布胶布固定，一般贴6~8小时去掉，间隔7~10天贴1次，即初伏、二伏、三伏各1次，共贴3次，一般连续贴敷3年。

2. 穴位注射、针灸

穴位注射、针灸为传统的中医疗法之一。实践证明，在穴位上注射中药，不仅仅是针刺穴位作用与药物作用相合，而是在刺激穴位对机体进行整体性、良性调整的前提下，克服药物某些副反应，使药物的作用呈几何式的放大，起到既发挥温阳补肾纳气平喘的作用，又增强针刺穴位之效应。针灸穴可选：肺俞、肾俞、脾俞、内关、气海、关元、足三里、大椎；注射药物：可辨证选用黄芪注射液、参附注射液、丹参注射液等。

（三）注重饮食营养

慢阻肺患者体重减轻和营养状况不佳是普遍存在的现象。对营养不良的慢阻肺缓解期患者进行营养补充，饮食调整，补充维生素，多吃新鲜蔬菜或水果，饮食多样化，少量多餐，可明显改善患者的健康状况，增加呼吸肌力量，减轻疲劳感和呼吸困难，提高患者的生活质量和生存期。

（四）康复训练，重视吐纳呼吸，增进呼吸器官运动的功能

1. 慢阻肺患者每天晨起或夜间要主动咳嗽，拍背排痰

咳嗽可以排除呼吸道中的痰，保证呼吸道畅通，防止感染，具有自我保护作用。慢阻肺患者气管纤毛功能失常，不能正常清除痰液，主动咳嗽排痰可以排除夜间停留在气道内的痰液。痰是细菌的安乐窝，排痰可减少细菌繁殖。睡前主动咳嗽排痰，还可以防止痰阻气道引起窒息。

2. 坚持腹式呼吸或缩唇呼气锻炼

腹式呼吸锻炼的关键，在于协调膈肌和腹肌在呼吸运动中的活动。

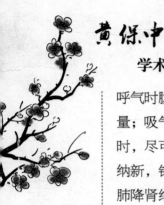

呼气时腹肌收缩帮助膈肌松弛，随腹腔内压增加而上抬，增加呼气潮气量；吸气时，膈肌收缩下降，腹肌松弛，保证最大吸气量，呼吸运动时，尽可能减少呼吸肌疲劳。通过加强以腹肌伸缩推动膈肌为主的吐故纳新，锻炼下焦元气，使之充实饱满，将有助于恢复膈肌生命力，重建肺降肾纳、下实上虚、息息归根的正常呼吸生理。缩唇呼气是腹式呼吸的一个组成部分。其作用在于防止呼气时小气道陷闭狭窄，以利肺泡气排出。缩唇呼气是通过增加呼气出口阻力，减少呼吸气内压力递减梯度，小气道能保持较大管腔压力，使通气通畅，防止肺泡萎缩。

（五）心理疏导治疗

慢性阻塞性肺疾病患者存在着焦虑、沮丧、抑郁、绝望等心理特点，针对这些特点，运用心理疏导支持，使患者树立治愈的信心，保持最佳的心理状态。

（1）加强与患者及其家属的沟通，建立良好的护患关系，告诉患者对疾病既要重视又要藐视。

（2）全面评估患者及其家属的心理状况，找出其主要的心理问题，采用暗示、支持、疏导、安慰、鼓励、精神转移等方法。

（3）患者自我放松训练、音乐疗法和自我剖析等方法，参加力所能及的活动，参加慢阻肺之家，相互沟通，共同战胜疾病。

（4）家人要多陪患者，亲情可以减少和治愈伤痛。

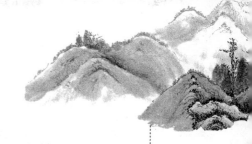

经验方

经验方一

关键词：和肝理脾丸，醒脾健胃，疏肝通络，肝气郁结，脾胃不和，乙肝、丙肝病毒携带者，急慢性肝病。

【方名】和肝理脾丸。

【来源】自拟方。

【组成】赤、白芍各15g，冰片3g，肉桂6g，薄荷、连翘各12g，厚朴10g，香附6g。

【用法】上述药物粉碎成末，加蜜适量，充分混合，炼蜜为丸，每6g为一丸。（本院药剂科炮制）

【功用】醒脾健胃，疏肝通络。

【方解】该方是在近代名医张锡纯《医学衷中参西录》"新拟和肝丸"及"肝脾双理丸"的基础上加减变化而来。方中赤芍、白芍与甘草配伍，取《伤寒论》芍药甘草汤之意以酸甘化阴、缓急止痛，共为君药。冰片醒脾；连翘升浮宣散、疏通十二经之气血，具有解毒、活血通络之功而清内脏之毒素，又善理肝气，既能疏肝之郁又能平肝气；薄荷味辛性平，能宣通脏腑，具有疏肝解郁之功；肉桂补火助阳，散寒止痛，温经通脉，而达鼓动阳气、激发免疫功能之效，四者共为臣药。厚朴味苦性温，具有温中燥湿、行气除满之功，为温中下气之要药；香附

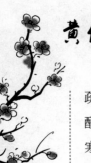

疏肝理气，调经止痛，二者共为佐药。综观其配伍，寓有"甘以缓之，酸以敛之，辛以散之"之意，具有醒脾健胃、疏肝通络、行气活血、散寒止痛之功。张氏谓"此方用甘草之甘以缓肝；芍药之润以柔肝；连翘以散其气分之结；冰片、薄荷以通其血管之闭；肉桂以抑肝木之横恣。其味辛香甘美，能醒脾健胃，使饮食加增。又其药性平和，在上能清，在下能温。故凡一切肝之为病，徐服此药，自能奏效。"

【主治】乙肝、丙肝病毒携带者，急慢性肝病，脾胃病及杂病等。

【临床应用】乙肝、丙肝病毒携带者，急慢性肝病，以脘腹胀满、食少纳呆、两胁不适等肝气郁结、脾胃不和为主症的其他内科疾病。

【验案举要】张某，女，41岁，青海人，于2005年10月以"右胁疼痛2年"就诊。诉2年前无明显诱因出现右胁疼痛，查体发现乙肝血清标志物HBsAg、HBeAg、HBcAb阳性，肝功、腹部B超正常，在当地间断应用多种中西药物治疗，右胁疼痛时轻时重。就诊时除上述症状外无其他不适。查体：精神可，面色萎黄少华，舌质红，苔薄白，脉细滑，腹软，肝脾肋下未及，肝区有叩击痛。诊断为胁痛。证属肝郁脾虚。治疗当以疏肝理脾为法，给予和肝理脾丸1粒，每日3次，口服。半月后患者来电话诉右胁疼痛减轻，1月时诉疼痛消失，并要求邮寄半年药物。1年后来复诊，诉无明显不适。查体：面色如常人，肝区叩疼消失，各项检查结果同前。

【注意事项】本药药性平和，无明显用药禁忌。

经验方二

关键词：肝瘟汤，清热利湿，退黄利胆，急、慢性肝炎。

【方名】肝瘟汤。

【来源】自拟方。

【组成】升麻 15g，苍术 15g，龙胆草 15g，茵陈 30g，车前草 15g。

【用法】上药加水适量，武火煮开后，文火煎 30 分钟，取汁，再加水适量，武火煮开后文火煎 20 分钟，两煎共取汁约 450ml，分 3 次服用。病重者可每日 3 服，夜一服，或少量频服。

【功用】清热燥湿，解毒利尿。

【方解】本方临床主要用于湿热疫毒为患，故治疗当以祛邪以清除病毒，通过清热利湿解毒，给邪以出路。方中苍术辛、苦、温，归脾、胃经，能发散，能温化，能燥湿，还能健脾，以除生湿之源；现代研究苍术中含有多种维生素，因此还有营养作用。龙胆草苦、寒，归肝、胆经，清利肝胆湿热。二者共为主药，不仅使脾胃、肝胆湿热得以清除，且互相佐制，以防温燥太过而生热伤阴或苦寒太过损伤脾胃之虞。伍以升麻除风清热，发散解毒，使邪气从上发散而出。茵陈清利热湿，利胆退黄，促进黄疸消退，《神农本草经》云"主风湿寒热邪气，热结黄疸"，历代均为治疗黄疸之要药。佐以车前草平肝利尿，兼以清热解毒，遵"治黄不利小便非其治也"之古训，使湿热之邪从小便而出。全方配伍共奏清热利湿，解毒利尿之功。

【主治】各种原因引起的急、慢性肝炎，证属肝胆湿热或脾胃湿热者。

【临床应用及加减】治疗急慢性肝炎，临床以乏力身困、脘腹堵闷不适、纳差、恶心为主症，可有右胁疼痛、肝大，或身、目、尿黄等，舌红或暗红，苔白腻或黄腻。若湿重，表现为头身困重、胸脘痞闷、口淡无味、舌苔白腻，加大苍术用量，最大量可用至 45g；热重，表现为发热口渴、口干口苦、小便短少黄赤，加大龙胆草用量，但不超过 15g；大便秘结、腑气不通，加生大黄；呕恶、纳呆，加半夏曲；胁痛，加青木香或青、陈皮；病原为乙型或丙型肝炎病毒者，加赤芍；后期可加北五味；若属急黄，加大赤芍用量，最大可用至 90～120g，并可加用清开灵注射液 80ml 加入葡萄糖中静滴，一日两次，以凉血活血，解毒开窍，消黄利胆。对于脾胃虚弱，或寒湿困脾，表现为大便溏泄、舌

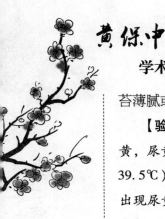

苔薄腻或白腻的患者，还可加用干姜以温中化湿。

【验案举要】张某，男，27岁。1998年4月6日初诊。主诉：目黄，尿黄，身黄，伴呕恶3天。一周前不慎外感恶寒，发热（体温39.5℃），经厂卫生所予以对症处理后，热退，感冒好转，但于3天前出现尿黄、目黄、身黄，并伴呕恶，胃脘部胀满不适，纳差，大便3日未解。其面色金黄，白睛及全身皮肤中度黄染，腹软，肝脾肋下未及，舌红苔黄厚腻，脉滑稍数。追问其因工作性质常在外就餐。肝功示：TBIL：85μmol/L，DBIL：40μmol/L，ALT：800U/L，AST：650U/L，ALP：238U/L，r–GT：150U/L，A/G：45/23；抗HAV–IGM阳性；HBV–M（－）；B超：胆囊实变。西医诊断为病毒性肝炎急性甲型（黄疸型）；中医诊断为黄疸，证属湿热蕴结（热重于湿）。治以清热利湿，解毒退黄。方用肝瘟汤：茵陈30g，苍术15g，龙胆草30g，车前草15g，升麻15g，生大黄30g，半夏曲12g。1剂后大便通，3剂后呕恶去。减大黄，继服7剂，黄疸明显减轻，纳食好转。半月后诸症悉平，复查肝功：TBIL：30μmol/L，ALT：150U/L，AST：90U/L，余正常。1月后肝功正常，痊愈出院。

【注意事项】临床应用中应根据患者体质按比例适当增减药物剂量，灵活加减变化。本方药味多苦寒，故不可长期服用，待湿热渐去，应减少或去除龙胆草、茵陈等药，以防苦寒败胃。脾胃虚寒者慎用。

经验方三

关键词：肝痹汤，清热利湿，调和肝脾，胁肋疼痛，急、慢性肝病，气机不畅。

【方名】肝痹汤。

【来源】自拟方。

【组成】柴胡 12g，枳壳 12g，赤、白芍各 15g，生甘草 12g，升麻 15g，土茯苓 15g，川芎 12g。

【用法】上药加水适量，煮开后煎 20 分钟，取汁，再加水适量煎 20 分钟，两煎共取汁约 450ml，分 3 次服用。

【功用】调和肝脾，清热利湿解毒。

【方解】本方由《伤寒论》四逆散加味而来。方中柴胡苦平，微寒，疏达肝气，升脾胃之清阳；枳壳辛苦酸，微寒，泄热行气，降脾胃之浊阴；白芍苦酸、凉，益阴血，敛肝阴，缓中调胃；赤芍苦、微寒，清热凉血，散瘀止痛；甘草甘平，益太阴之气，缓急止痛，还能解毒；升麻辛、微甘、微寒，祛风清热，解毒消肿；土茯苓甘、淡、平，解毒除湿，分消湿热；川芎辛温，行气活血，祛风止痛。柴胡配枳实，两者一升一降，可升清降浊，解郁开结，疏达阳气；柴胡甘草同用，和中疏郁；枳实配芍药，一气一血，调气和血；芍药与甘草相伍，和血利阴，缓急舒挛，调和肝脾；升麻与土茯苓相伍，一上一下，以祛邪解毒，清热利湿；赤芍配川芎，寒温并用，以行气止痛，凉血活血。诸药合用，共奏调和肝脾、解毒利湿、行气活血之功效。

【主治】急、慢性肝病，其他疾病辨证属肝脾气机不畅或夹有湿热者。

【临床应用及加减变化】用于临床表现为胁肋疼痛，遇情绪刺激、劳累后更为明显，伴脘腹胀满、食少呆纳、身困乏力、大便不利、舌质红、苔薄腻、脉弦或弦滑等症的急、慢性肝病或其他疾病。若肝气犯胃，症见呕恶、纳呆，加半夏曲；肝经郁热，症见口苦口干、舌红，重用赤芍并可加用丹参、粉丹皮；肝郁阴虚，症见胁肋隐痛、两目干涩、口干咽燥、舌红少苔、脉弦细，加女贞子、旱莲草；湿困中焦，症见脘闷腹胀、纳差、口淡无味、舌淡、脉缓，加干姜、桂枝；脾胃虚弱，症见食欲不振、大便不实，加白术、薏苡仁；湿热较重，症见舌红苔黄厚腻者，加苍术、龙胆草。

【验案举要】孔某，27 岁，陕西西安人，于 1997 年 6 月 5 日以"间

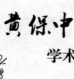

断乏力、纳差伴腹胀、厌油腻2年余"就诊。患者1995年无明显诱因自觉乏力明显，伴有腹胀、纳差、厌油腻，在我院就诊，查乙肝6项提示1、4、5阳性，肝功异常；B超示：肝光点略增粗。间断在我院门诊口服中药，后肝功基本恢复正常，但上述症状时重时轻。就诊时症见：身困乏力，胸闷憋气，右胁肋部隐痛不舒，纳差，厌油腻，头痛，夜寐一般，二便正常。查体：精神欠佳，面色略晦，颜面部毛细血管扩张明显；皮肤、巩膜无黄染；腹软，肝脾肋下未及，移动性浊音阴性，肝区无叩击痛，双下肢不肿；舌体胖，舌质暗紫，薄腻，脉濡缓。中医诊断为肝痹。证属肝郁脾虚，疫毒内伏。治疗以清热利湿、调和肝脾为法。方以肝痹汤加丹参30g。初诊服药后症状减轻，后又复诊5次，不适症状基本消失，肝功能复查正常；又继服此方半年余，多次检查肝功能稳定；连续2次（间隔3个月）查乙肝6项各项指标均为阴性，腹部B超未见异常。

【注意事项】本方药性平和，无明显副作用。但含有行气活血、清热解毒之品，故孕妇仍应慎用。

经验方四

关键词：肝积汤，和肝理脾，益肾化瘀，软坚散结，慢性肝炎，肝硬化。

【方名】肝积汤。

【来源】自拟方。

【组成】麸枳壳15g，炒白术30g，赤、白芍各15g，川、怀牛膝各15g，丹参30g，川芎15g，炙鳖甲15g（先煎），车前草15g。

【用法】先取炙鳖甲加水适量，煮开后煎20分钟，再加其他药物，煎20分钟，取汁，又加水适量煎20分钟，两煎共取汁约450ml，分3次服用。

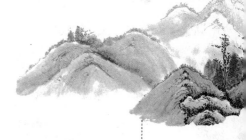

【功用】和肝理脾，益肾化瘀，软坚散结。

【方解】本方以《伤寒论》枳术丸、枳实芍药散等化裁，遵仲景"见肝之病，知肝传脾，当先实脾"之原则，以枳术丸为核心，白术"除胃中之湿热，补脾家之元气"，枳壳"泻心下痞闷，消胃中所伤"。二药一急一缓，一行一补，使脾气得健，气机得畅，化源充足，全身脏腑得以濡养。白芍柔肝止痛，养血敛阴，牛膝补益肝肾，引血下行，使肝肾得以滋养。丹参、赤芍、川芎凉血活血，行气止痛，养血化瘀，使血脉通畅，气血流通，精微得以荣养全身。鳖甲软坚散结，促进肝脾回缩。车前草平肝利水。诸药合用，共奏和肝理脾、益肾化瘀、软坚散结之功。现代药理研究证明：丹参、赤芍能改善肝脏微循环，使肝细胞缺血缺氧状态改善，抑制肝纤维组织增生，使肝内纤维组织软化，促进肝细胞修复和再生。丹参还具有改善肝功能、降酶、降浊、降低胆红素作用。白术具有调整机体免疫功能，可增加抗病力，纠正白蛋白与球蛋白比例。故本方具有护肝、提高免疫、抗肝纤维化、促进肝细胞再生、降低门脉高压、利尿排水等多方面作用。

【主治】各种原因引起的慢性肝炎、肝硬化；其他疾病证属肝郁脾虚或气滞血瘀型。

【临床应用及加减变化】用于临床表现为面色晦滞或无华、乏力身困、两胁疼痛不适、肝脾肿大等症的慢性肝炎、肝硬化或其他疾病。若气虚，症见倦怠乏力、纳差、舌淡、脉虚，加生黄芪；阴虚，症见两目干涩、口干咽燥、舌红少苔、脉弦细，加女贞子、旱莲草；气阴两虚，加太子参、生地；阳虚，症见倦怠乏力、恶风怕冷、纳差、舌淡、脉虚无力，加生黄芪、鹿角霜；黄疸，加用青蒿、金钱草，也可加用消石片（来源于硝石矾石散，为院内制剂）；瘀热较盛，症见手脚心发热、舌质红绛，加大赤芍用量，并可加丹皮。

【验案举要】吴某，男，32岁，西安市某街道办事处干部，于1996年6月以"间断性乏力、身困3年加重，伴身、目、尿黄1周余"而住

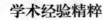
院。诉3年前无明显诱因感乏力、身困，查体发现HBV-M（+），肝功正常，应用干扰素治疗1年，HBV-M转阴，但症状不减。1周前因饮食不慎致腹泻，感乏力、身困加重，伴身、目、尿黄，身目黄如橘色，尿黄如浓茶，纳差，恶心，呕吐。入院查面色晦滞而黄，表情痛苦，皮肤巩膜中度黄染，肝肋下未及，脾侧卧位肋下2cm，质中，肝区叩击痛（+），舌绛红而紫，苔薄腻，脉滑。化验HBsAg（+），HBeAb（+），HBcAb（+）；肝功能：TB 88.0μmmol/L，DB 43.4μmmol/L，ALT 467.2U/L，ASL 256.9U/L；B超提示：肝大肋下3cm，脾大厚4.8cm，肋下1.5cm。入院中医诊断：肝积；黄疸。西医诊断：病毒性肝炎乙型慢性（重度）。辨证属肝郁脾虚，血瘀血热，湿热中阻。治以和肝理脾，凉血化瘀，消黄利胆。方用肝积汤加味：麸枳壳15g，炒白术30g，赤芍30g，丹参30g，川芎15g，川、怀牛膝各15g，炙鳖甲15g（先煎），青蒿30g，金钱草30g，苍术30g，龙胆草12g。水煎，分3次服用，每日1剂。并予静点10%葡萄糖500ml加清开灵60ml，日1次。1周后，患者恶心消失，乏力身困明显减轻，身、目、尿黄亦明显减轻。前方去苍术、龙胆草，继服1周，精神饮食均可，自感无不适。表情自然，查肝功TB 33.2μmmol/L，DB 16.3μmmol/L，ALT 105.5U/L，ASL 85.9U/L。住院1个月，面色较前明显改善，略有光泽，舌暗红略紫，苔薄，脉沉细。治疗上加用滋阴凉血之品，原方改赤芍50g，并加生地15g，制首乌15g。住院月半，查肝功完全正常，无不适，饮食二便正常，精神好，面色虽黑，但尚润泽，复查B超肝肋下2cm，脾厚3.9cm，肋下未及。住院2个月时复查肝功仍正常而出院门诊治疗，多次复查肝功均正常。

【注意事项】本方含有活血化瘀之品，故孕妇应慎用。临床应用使用中，应根据患者体质按比例适当增减药物剂量，灵活加减变化。

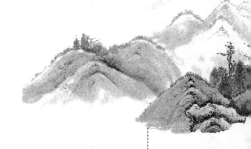

经验方五

关键词： 鼓胀汤，扶正补虚，化瘀利水，肝硬化腹水。

【方名】 鼓胀汤。

【来源】 自拟方。

【组成】 麸枳壳 15g，炒白术 30g，赤、白芍各 15g，川、怀牛膝各 15g，丹参 30g，川芎 15g，炙鳖甲 15g（先煎），车前草 15g，桂枝 9g，二丑 12g。

【用法】 先取炙鳖甲加水适量，煮开后煎 20 分钟，再加其他药物，煎 20 分钟，取汁，又加水适量煎 20 分钟，两煎共取汁约 450ml，分 3 次服用。

【功用】 扶正补虚，化瘀利水。

【方解】 本方在肝积汤基础上加桂枝通阳利水，以改善水湿代谢，促进腹水消退。更具特色的是加入二丑以利水通便，所谓"小关不通，通大关，一关通，百关俱通"。本方以脾胃为中心，兼顾肝肾，辅以活血利水，化瘀软坚，共奏和肝理脾，益肾化瘀，软坚利水之效，使肝硬化腹水得到改善，同时根据不同的情况，灵活加减，更能兼顾各种症状，使其迅速改善和消失。本方在辨病基础上进行辨证，既符合中医整体观念、辨证论治的原则，又考虑了本病病机演变的特殊情况。现代研究亦证明白术能增强免疫；赤芍、丹参能降低肝门静脉脉压；车前草、白术具有持久的利尿作用，促进水钠排出，鳖甲能抗肝纤维化；丹参可明显地抑制或减轻肝细胞变性、坏死及炎症反应，并有扩张血管、加速血流量、纠正肝脏循环障碍与促进肝细胞再生作用。故本方具有护肝、提高免疫、抗肝纤维化、促进肝细胞再生、降低门脉高压、利尿排水等多方面作用。

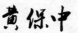

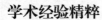

【**主治**】各种原因引起的肝硬化腹水。

【**临床应用及加减变化**】用于肝硬化腹水表现为腹部胀大，甚则腹大如鼓。初起腹部胀大但按之柔软，逐渐坚硬，以致脐心突起，四肢消瘦，腹色苍黄，甚至出现胸水而致心悸、胸闷、不能平卧，动则咳嗽、气喘等；晚期可出现下肢水肿，甚则呕血、昏迷等。舌暗红或暗紫，苔薄白或薄腻，脉多细滑或弦细。若气虚，症见倦怠乏力、纳差、舌淡、脉虚，加生黄芪；阴虚，症见两目干涩、口干咽燥、舌红少苔、脉弦细，加女贞子、旱莲草；气阴两虚，加太子参、大生地；阳虚，症见倦怠乏力、恶风怕冷、纳差、舌淡、脉虚无力，加生黄芪、鹿角霜；黄疸，加用青蒿、金钱草，也可加用消石片（来源于硝石矾石散，为院内制剂）；瘀热较盛，症见手脚心发热、舌质红绛，加大赤芍用量，并可加丹皮；腹胀明显，加大腹皮；少腹胀甚，加天台乌药15g；并悬饮者，症见腹胀大如鼓、咳逆倚息不得卧，临证起用疏通合剂（为五子饮、五皮饮、五苓散加减而成）：葶苈子15g，苏子15g，莱菔子15g，车前子15g，枳壳15g，白术30g，茯苓皮10g，大腹皮15g，猪苓15g，桂枝12g，丹参15g，川牛膝15g，川芎15g，二丑10g，以疏利三焦，健脾利水，理气活血。

【**验案举要**】孙某，男，57岁，于2009年3月9日以"腹胀、尿少1月"为主诉就诊。患者发现丙型肝炎5年，间断用药治疗（具体不详），无明显不适。1月前因饮食不慎出现恶心、呕吐、腹胀，用药后恶心、呕吐消失，但腹胀加重，伴尿少。在交大一附院确诊为"丙肝后肝硬化"，予以支持、保肝、利尿等治疗后症状减轻，但1周后再次出现腹胀、尿少等不适。现腹胀，尿少，全身乏力，纳差，口淡无味，夜寐好，大便调。查体：精神较差，面色略晦，形体适中，皮肤、巩膜无黄染，腹部饱满，腹壁静脉可见，全腹无压痛及反跳痛，肝肋下未及，脾肋下5cm，移动性浊音（＋），双下肢不肿，肝掌（＋），舌体胖，质红，苔白腻，脉细滑。中医诊断：肝瘟-鼓胀（肝郁脾虚，血瘀水停湿困）；西医诊断：丙肝后肝硬化（失代偿期）。治以和肝理脾，软坚活血，利水渗湿。方用鼓胀汤加味。处方：炙鳖甲（先煎）15g，麸枳壳 15g，炒白术 30g，赤、白芍各 15g，车前草 15g，丹参 30g，川芎 15g，川、怀牛膝各 15g，二丑 12g，桂枝 10g，大腹皮 15g，猪、茯苓各 30g，生黄芪 30g，5 剂，每日 1 剂。螺内酯 80mg，每日 1 次，冲击利尿。嘱患者多样化饮食，低盐，忌酒。食疗：鲤鱼赤小豆汤。5 天后复诊诉药后大便次数增多，每日 2~3 次，便后腹中觉舒，食纳可，尿量增多，腹胀略减，乏力改善。仍精神较差，面色略晦，形体适中，舌体胖，质红，苔薄腻，脉细滑。继用前方 7 剂，调护及食疗同前。1 周后再次复诊，诉食纳可，腹胀明显减轻，大便一日 2~3 次，不稀，小便量可。精神好转，面色略晦，形体适中，舌体胖，质红，苔薄白，脉细滑。查 B 超提示：肝硬化，脾大，腹水（少量）。故去猪、茯苓及大腹皮以防过度利水而伤阴。同时加用和肝理脾丸口服，以调理肝脾，加强疗效。上述方案连用 2 周后复诊，自觉无明显不适，食纳可，二便调，无腹胀、乏力，形体适中，面色略晦，精神可，舌质红，苔薄白，脉细滑。嘱坚持用药，巩固疗效。1 月后患者仍素无明显不适，精神饮食均好，特来致谢。

【注意事项】本方含有活血化瘀及泻下之品，故孕妇应慎用。临床使用应根据患者体质状况按比例适当增减药物剂量，灵活加减变化。

经验方六

关键词：蒌贝枳桔二陈汤，化痰散结，宽胸理气，止咳平喘，痰浊壅塞，痰气交阻证，慢性支气管炎，肺气肿，哮喘。

【方名】蒌贝枳桔二陈汤。

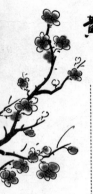

【来源】自拟方。

【组成】全瓜蒌15g，浙贝10g，枳壳12g，桔梗15g，陈皮12g，法半夏12g，茯苓15g，炒白术15g，生甘草6g。

【用法】上药加凉水适量，泡半小时，煮开后20分钟，取汁；再加水适量煎20分钟；两煎约取汁450ml，分3次服用；每日1剂。

【功用】化痰散结，宽胸理气，止咳平喘。

【方解】此方由全瓜蒌、浙贝母合枳术丸、二陈汤加减而成，具有清热化痰、宽胸理气、止咳平喘之效。方用全瓜蒌、浙贝清热化痰散结，宽胸理气；桔梗、枳壳，一升一降，桔梗宣肺，既可宣散壅塞之肺气，又可载药上行达肺；枳壳行气畅中，枳壳与白术配伍，取枳术丸之意，健脾消痞，升清降浊；陈皮、茯苓、法半夏、炒白术，健脾化痰；全瓜蒌、炒白术、枳壳配伍可通腑泄热，使邪有出路。肺与大肠相表里，肺气壅塞，腑气不通，则气短喘咳不止，若腑气通，肺气宣散，则咳喘自平。

【主治】各种原因引起的咳痰喘病，证属痰浊壅塞、痰气交阻者。

【临床应用及加减变化】治疗慢性支气管炎、肺气肿、哮喘、肺心病、肺炎、支气管扩张、肺纤维化等咳喘病，证属痰浊壅塞、痰气交阻、气机不畅者。若痰涎壅盛加葶苈子；痰热盛夹血瘀者加天竺黄、干地龙；痰热盛，腑气不通者，合宣白承气汤；气喘盛者加僵蚕、白芍，改生甘草为炙甘草；肺脾气虚，纳差明显者，加党参、黄芪，改法半夏为半夏曲；肾气虚，夜尿频多、气不接续者，加补骨脂、五味子；大便干结，腑气不通，合宣白承气汤；口唇爪甲青紫、面色晦暗，合丹参饮或血府逐瘀汤；汗多心慌者合二参汤。

【验案举要】孙某，女，65岁，于2003年8月以"气喘、咳嗽反复发作30年，加重1周"为主诉就诊。患者30年前因受凉及吸入粉尘后出现气喘、咳嗽，在中心医院检查诊断为"慢性支气管炎、肺气肿"。在中心医院静点抗生素、氨茶碱治疗后症状可缓解。但常反复发作，每年住院3次以上。1周前因受凉加重。自服利君沙、氨茶碱之后效不佳，遂来我院就诊。症见：气喘，胸闷，心慌，动则加重，咯黄白黏痰，痰多易咯出，喉中痰鸣有声，纳差，乏力，腹胀，夜寐差，大便干燥，3日未解，小便色黄。查体：形体偏胖，面色虚浮，口唇轻度发绀，舌体胖，舌边有齿痕，苔黄厚，脉滑数。胸廓呈桶状，肋间隙增宽，双肺呼吸音粗，可闻及干湿啰音，心界不大，心率88次/分，律齐，心音低，各瓣膜听诊区未闻及病理性杂音，腹部无异常，双下肢不肿。肺通气功能检查提示：重度阻塞性通气功能障碍，气道阻力增加。胸片提示：慢性肺气肿。中医诊断：肺胀（痰热壅肺，腑气不通）；西医诊断：慢阻肺Ⅱ级。治法：清热化痰，宽胸理气，行气通腑。处方以蒌贝枳桔二陈汤合宣白承气汤。方药：全瓜蒌15g，浙贝母15g，枳壳12g，桔梗15g，大黄10g，生石膏15g，杏仁10g，炙麻黄6g，陈皮12g，法半夏10g，茯苓15g，天竺黄10g，干地龙10g，7剂水煎服。二诊：黄痰消失，喉中痰鸣消失，大便通畅，每日2次，咯白痰，量仍多，纳差，胸闷，咳喘减轻，舌质暗红，苔白厚，脉滑。证属痰浊壅肺，肺脾两虚。方用蒌贝枳桔六君子汤，以宽胸理气，燥湿化痰，健脾益气。方药：全瓜蒌15g，浙贝母10g，枳壳12g，桔梗12g，陈皮12g，法半夏12g，茯苓15g，党参15g，黄芪15g，厚朴6g，莱菔子15g，7剂水煎服。三诊：诸症均减，纳食增加，仍有咳嗽咳痰，痰白，量较前减少，二便正常，平素易感冒，舌质红，苔薄白，脉细滑。药用全瓜蒌15g，枳壳12g，桔梗12g，陈皮12g，法半夏12g，茯苓15g，党参15g，黄芪15g，莱菔子15g，7剂水煎服。四诊：服上药后咳痰明显减少，偶咳，剧烈活动后气短，无气喘，纳食一般，二便正常，平素怕冷易感冒，舌质淡红，苔薄白，脉细，口服玉屏风胶囊，同时配合中药于肺俞、膈俞、心俞穴穴位贴敷，加直流电离子导入治疗，每周1次，病情缓解稳定。缓解期，坚持贴药，间断口服玉屏风胶囊及补中益气丸治疗，2年来病情稳定，无大发作，每年三伏天、三九天坚持贴药。2005

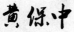
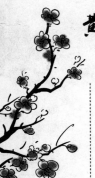
年 10 月 10 日复查肺功能进步一级。

　　【注意事项】临床应用中应根据患者体质按比例适当增减药物剂量，灵活加减变化。临床应用中未发现不良反应及毒副作用。

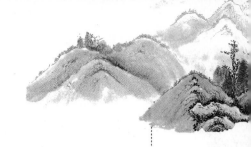

第三章　临床医案

肝病医案

一、"清热利湿，利胆退黄"治疗阳黄

阳黄，为湿热蕴结之证，治以清热利湿、利胆退黄。

> 白某，男，35岁。2009年8月20日初诊。
> 身、目、尿黄伴乏困、纳差1周。

【初诊】1周前患者大量饮酒后出现目黄，继而出现尿黄，伴乏困、食欲减退，不伴恶寒发热、胁痛等，逐渐加重，今日在我科门诊查肝功能提示胆红素及转氨酶均显著升高。为求系统治疗遂收住入院。入院症见：身、目、尿黄，目黄如橘色，尿黄如浓茶，胃脘堵闷不适，乏力，身困，纳差恶心，大便偏稀，每日2~3次，手足心发热，无腹痛、呕吐、里急后重等。检查：神志清，精神差，皮肤及巩膜黄染，黄色鲜明；无肝掌、蜘蛛痣；腹软，未见腹壁静脉曲张，肝脾肋下未及，全腹无明显压痛及反跳痛，移动性浊音阴性，肝区有叩击痛，双肾区无叩痛；双下肢不肿；舌暗红，苔黄腻，脉弦滑。2009年8月20日本院查

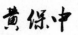

肝功能：TB 142.1μmol/L，DB 106.9μmol/L，IB 35.2μmol/L，ALT 1567U/L，AST 686U/L，AKP 160U/L，GGT 476U/L，ALB/GLO = 40.8/25.7 = 1.59，TC 4.41mmol/L。腹部 B 超：胆囊壁厚毛糙，脾稍大（厚40mm）。肾功、电解质：基本正常。甲、丙、戊肝抗体：均为阴性。乙肝六项：HBsAg、HBeAb、HBcAb 阳性。AFP：67.54ng/ml。凝血四项：PTA 51.7%，INR 1.39。中医诊断为黄疸（阳黄），证属湿热蕴结。治以清热利湿，利胆退黄。方以肝瘟汤加减。另外，给予 5% 葡萄糖 250ml 加茵栀黄 30ml 静滴，每日 1 次，以促进黄疸消退。

处方

赤 芍 30g	茵 陈 30g	苍 术 30g	龙胆草 9g
升 麻 15g	金钱草 30g	车前草 15g	郁 金 15g
清半夏 12g			

6 剂，水煎服，每日 1 剂。

调护：卧床休息，少量多次、清淡、多样化饮食。

【二诊】2009 年 8 月 26 日。患者食纳略增多，仍感乏力、恶心、厌油、上腹部堵闷不适，无发热、身痒、腹痛，大便正常，小便色无明显变化，睡眠好。检查：精神略有好转，面部、皮肤及巩膜黄染无加重，舌暗红，苔黄腻，脉弦滑。患者治疗后症状略减轻，依据其舌脉等，辨证仍属湿热蕴结，故治疗同前，前方继用，7 剂，调护同前。

【三诊】2009 年 9 月 2 日。患者食纳增多，恶心、乏力减轻，仍感上腹部堵闷不适，大便正常，小便色赤如浓茶水，睡眠好。检查：精神好转，皮肤及巩膜黄染无变化，舌质暗红，苔薄腻，脉弦滑。复查肝功能：TB 149.2μmol/L，DB 98.6μmol/L，IB 50.6μmol/L，ALT 530U/L，AST 100U/L，AKP 127U/L，GGT 371U/L，ALB/GLO = 41.4/24 = 1.73，TC 4.52mmol/L。治疗后症状改善、肝功能好转，治疗有效，紧守主方的同时，加用鸡内金 15g 以健胃消食，以期改善上腹部不适之症，

7 剂。同时继续给予 5% 葡萄糖 250ml 加茵栀黄 30ml，静滴，每日 1 次，以清热利湿退黄。调护同前。

【四诊】2009 年 9 月 9 日。患者食纳可，食后无明显不适，无恶心厌油、腹胀、乏力等不适，大便正常，小便色黄明显减轻。检查：精神可，面部、身目黄染减轻，舌质红，苔薄腻，脉弦滑。复查血凝四项：PT 77.1%，INR 1.11；肝功能：TB 63.8μmol/L，DB 33.6μmol/L，IB 30.2μmol/L，ALT 198U/L，AST 91U/L，GGT 227U/L，ALB/GLO = 41.1/23.2 = 1.77，TC 5.49mmol/L。治疗后症状基本消失，肝功能、凝血四项复查好转，效不更方，继予 7 剂，调护同前。

【五诊】2009 年 9 月 16 日。患者除尿黄外无其他不适，食纳可，大小便通畅，睡眠好，无乏力、腹胀、恶心、发热。检查：精神可，身目轻度黄染，舌质红，苔薄腻，脉弦滑。患者治疗后病情明显好转，结合"诸湿肿满，皆属于脾"的理论，治疗中应注意固护中焦脾胃。中药中加枳壳 15g，炒白术 30g，以健脾行气，7 剂。调护：少量多次、清淡、多样化饮食。

【六诊】2009 年 9 月 23 日。患者自觉无明显不适，食纳可，大小便通畅，无恶心、腹胀、乏力等不适。检查：精神可，面部、皮肤黄染不显，双目黄染可疑，舌质红，苔薄腻，脉弦滑。胃镜：慢性萎缩性胃炎；乙肝病毒 DNA：1.96×10^4IU/ml；肝功能：TBIL 32.3μmol/L，DBIL 18.5μmol/L，ALT 68U/L，AST 62U/L，A/G = 40.3/29.7。治疗后黄疸已基本消退，但依据其舌、症、脉等，目前辨证肝郁脾虚，故治疗以和肝理脾为主，兼以清热利湿。方以肝痹汤加减，并停用茵栀黄注射液。

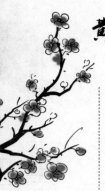

处方

升 麻 15g	柴 胡 12g	枳 壳 15g	炒白术 30g
赤白芍 各 15g	川 芎 15g	车前草 15g	丹 参 30g
茯 苓 15g	鸡内金 15g	金钱草 15g	茵 陈 15g
生甘草 6g			
7 剂，水煎服，每日 1 剂。			

调护：注意休息，半年内不能进行重体力劳动，定期复查肝功能、乙肝病毒 DNA 等。

出院 20 天后复查肝功能正常。随访 1 年，病情稳定。

【按】黄疸病因多种，但感染湿热毒邪是主要的致病因素，故古人有"黄家所得，从湿得之"及"以湿热相搏而体发黄也"等论述；同时亦总结有"诸病黄家，但利其小便"等治疗大法。本案患者因感受湿热疫毒之邪，复因大量饮酒后起病，病后出现身目尿黄染、纳差、乏力、恶心、厌油等症状。查体见精神差，身目黄染，舌质暗红，苔黄腻，脉弦滑。诊断为黄疸-阳黄，辨证属湿热蕴结。治以清热利湿、利胆退黄。方以肝瘟汤加减。方中苍术辛苦温，归脾胃经，燥湿健脾以除生湿之源；龙胆草苦寒，归肝胆经，清热燥湿以清利肝胆湿热，二者共为主药，不仅使脾、胃、肝、胆湿热得以清除，且互相佐制以防温燥太过助湿生热与苦寒太过损伤脾胃之虞；茵陈清热利湿退黄，金钱草、车前草清热解毒，除湿利尿导邪外出；升麻除风清热解毒，疏上焦风邪而祛邪外出；清半夏和胃降逆；郁金、赤芍清热凉血，利胆退黄。

治疗后患者食纳增多，恶心、乏力减轻，仍感上腹部堵闷不适，故三诊时方中加用鸡内金以健胃消食。五诊时患者除尿黄外无其他不适，检查身目黄染明显减轻，病情好转。正如先人所言："黄疸之病，当以十八日为期，治之以十日以上瘥，反剧为难治。"

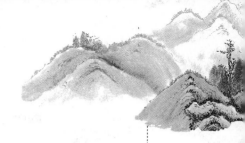

二、"疏肝理气，清热化瘀"治疗肝痹黄疸

间断性目黄、尿黄、两胁疼痛，为肝郁气滞、瘀热互结之证，治以疏肝理气、清热化瘀。

> 刘某，男，30岁。2009年4月13日初诊。
> 间断性目黄、尿黄、两胁疼痛1年，加重1周。

【初诊】1年前患者因劳累出现目黄、尿黄、两胁疼痛，在外院就诊，诊断为"乙肝后肝硬化"，经住院治疗1个月，目黄、尿黄消退，胁痛减轻，病情好转出院。出院后一直间断在我院门诊治疗，服用中成药和肝理脾丸及复方丹参片，病情保持稳定，自感无明显不适。近1周来，因劳累感两胁疼痛明显，左胁呈隐痛，右胁为阵发性刺痛，尿黄如浓茶，纳差，食后腹胀，时有头晕，乏力身困。故再次来诊。就诊时见其消瘦，面色晦滞，巩膜轻度黄染，腹软，肝肋下未及，脾肋下未及，肝区叩击痛（＋），舌淡红而润，苔薄白，脉濡缓。血常规：WBC $5.91 \times 10^9/L$，RBC $4.9 \times 10^{12}/L$，Hb 118g/L，PLT $70 \times 10^9/L$；肝功能：TB 39.3μmol/L，DB 10.8μmol/L，ALT 118U/L，AST 106U/L，GGT 74U/L，A/G＝39/42；B超：肝光点增粗，继发性胆囊改变，脾大；乙肝六项：HBsAg（＋），HBeAg（＋），HBcAb（＋），余阴性。诊其为肝瘟-肝痹，黄疸。证属肝郁气滞，瘀热互结。此为感受湿热疫毒之邪，复因劳累等伤及肝脏，致肝失疏泄，气机郁滞，气郁日久，而致血瘀，瘀热互结，出现两胁疼痛、目黄、尿黄、纳差、食后腹胀、时有头晕、乏力身困等肝郁气滞、瘀热互结之证。治宜疏肝理气，清热化瘀。拟方肝痹汤加减。

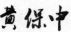
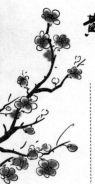

处方

炒柴胡 12g	赤白芍各 15g	枳 壳 12g	生甘草 12g
升 麻 20g	土茯苓 15g	川 芎 15g	北五味 12g
龙胆草 10g			

7 剂，水煎服，每日 1 剂。

和肝理脾丸 1 丸，口服，每日 3 次。

调护：忌酒类，饮食多样化。

【二诊】2009 年 4 月 20 日。患者药后小便色较前淡，腹胀、胁痛减轻，纳食略增，仍时有头晕，乏力身困，眠可，舌脉同前。继用前方药，7 剂，丸药继用。

【三诊】2009 年 4 月 27 日。患者偶有腹胀，小便色淡黄，纳可，多食即胀，偶有头晕，大便通畅。神色可，腹平软，肝脾肋下未及，移动性浊音（-），舌红，苔薄，脉濡细。给予和肝理脾丸 1 丸，口服，每日 3 次；复方丹参片 4 片，每日 3 次，连用 10 日。调护同前，系统复查。

【四诊】2009 年 5 月 18 日。患者自行服药 20 天，精神可，无腹胀、头晕等不适，纳可，二便通畅，舌暗红，苔薄白，脉濡缓。复查肝功能 TB 23.6.3 μmol/L，DB 7.2 μmol/L，AST 43U/L，GGT 76U/L，A/G = 42/47.3。继予前方案。调护同前。

【按】乙肝后肝硬化是一种疑难病，严重地影响着患者的生活质量。肝硬化临床表现复杂多样，既可有乏力身困、纳差、便溏，也可出现肝区疼痛、目黄、尿黄、恶心、呕吐等症状，还可出现呕血、腹痛、昏迷等变证。其病机也较为复杂。本患者为感受湿热疫毒之邪，复因劳累等原因，伤及肝脏，致肝失疏泄，气机郁滞，而见两胁疼痛；气郁日久，而致血瘀，故见痛如针刺；瘀热互结，热灼肝胆，胆汁不循常道，溢于膜外，故见目黄、尿黄；肝气犯胃，故见纳差，食后腹胀，肝木乘脾，脾失健运，精微不能化生以荣养全身，故时有头晕，乏力身困。《灵枢·五邪篇》说"邪在肝，则两胁中痛"，《素问·刺热论》亦有"肝热者，小便先黄……胁满痛"的记载。故治疗上予以疏肝理气，清热化瘀。自拟肝痹汤加减。方中柴胡、白芍、枳壳、甘草组成四逆散，以透邪解郁，疏肝理气；升麻、土茯苓，清热解毒；赤芍、川芎均能入肝，以行气活血；加用龙胆草清热利湿，以清肝胆之热；北五味以敛阴生津，防止瘀热伤阴。全方共奏疏肝理气，清热化瘀之效。并配以和肝理脾丸调理肝脾，醒脾健胃，使病情明显好转，继以中成药调理善后从而使黄疸退，胁痛止，症状消。

本案有两个特点：一是重用升麻，升麻与土茯苓相配，一上一下，使湿热之邪从上、下而去；同时升麻与四逆散相配，一散一疏，使气机得畅。二是后期辨证使用中成药，使患者便于长期服用，以利于从根本上改善本病的病理。

三、"和肝理脾，活血化瘀，利湿退黄"治疗肝积黄疸

肝积黄疸，为肝郁脾虚、血瘀湿困之证，治以和肝理脾、活血化瘀、利湿退黄。

卫某，男，44岁。2009年7月6日初诊。

间断性纳差、乏力4年余，反复身、目、尿黄3年。

【初诊】2005年患者无明显诱因出现身困乏力、纳差，查乙肝血清标志物阳性、肝功能异常，后多次复查：持续 HBsAg（＋），HBeAg（＋），HBcAb（＋），肝功能 ALT 常在100U/L左右。B超提示：肝光点增粗增强，脾大。曾在323医院及西京医院及多家私人门诊求治，服用"无为甘复因"等，上述症状时轻时重，半年体重下降5kg左右。2006年7月底因劳累后乏力加重，伴纳差，恶心呕吐，厌油，身、目、尿黄，复查B超同前，肝功总胆红素、谷丙转氨酶等多项指标明显高于

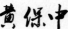

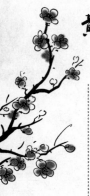

正常（具体不详），在我科依据中医辨证口服中药汤剂，配合西医保肝、退黄、降酶等治疗1个月，上述症状消失、肝功能基本正常出院，期间建议病人加用抗乙肝病毒药物，患者因此类药物应用疗程长，服药后可能会出现耐药、病毒变异等一直未应用。出院后偶有乏力、纳差外无其他不适，多处门诊治疗，肝功能、B超等复查结果不详。10天来患者劳累后乏力、纳差再次加重，伴有恶心，厌油，身、目、尿黄染，在451医院复查，B超示：肝光点略增粗，门静脉内径增宽（1.4cm）；胆囊壁炎性改变；脾略大（肋间厚4.1cm，长10.5cm）。肝功能：TB 34μmol/L，DB 18μmol/L，ALT 244U/L，AST 239U/L，A/G=32/33。为求进一步检查及治疗，故再次住入我科。就诊时诊见：全身乏力，纳差，恶心，曾呕吐胃内容物两次，厌油，小便色如茶水、量可，大便正常，无发热，无陶土色大便，精神差，面色晦滞，身目黄染，黄色鲜明，舌质红，苔薄腻，脉细滑。诊断为肝瘟-肝积黄疸。为感受湿热疫毒之邪，蕴结体内不化，加之病后失治等，疫毒伏于肝体，致肝失疏泄，脾失健运，致瘀血阻滞，湿热内生，而成肝积黄疸。辨证为肝郁脾虚，血瘀湿困。治以和肝理脾，活血化瘀，利湿退黄。方以肝瘟汤加减，配合静滴还原型谷胱苷肽1.2g，每日1次；复方甘草酸苷160mg，每日1次，以保肝降酶、退黄；静滴清开灵注射液40ml，每日1次，以清营凉血；静滴丹参注射液20ml，每日1次，以活血化瘀。

处方

升　麻15g	苍　术15g	龙胆草9g	赤　芍30g
茵　陈30g	车前草15g	枳　壳15g	炒白术30g
半夏曲12g	金钱草30g	茯　苓15g	柴　胡6g

3剂，每日1剂。

调护：卧床休息；少量多次清淡易消化饮食；畅情志。

【二诊】2009年7月8日。患者食纳增多，仍感乏困、恶心、厌油，未见呕吐，小便色无明显改善，大便正常，睡眠好，无发热、身痒。检查：精神欠佳，面色晦滞，身目黄染，朱砂掌，舌质红，苔薄腻，脉细滑。入院第二天检查，PT：67.1%；肝功能：TB 109.6μmol/L，DB 65.6μmol/L，ALT 452U/L，AST 544U/L，GG 98U/L，A/G = 37.8/33，CHOL 3.36mmol/L；乙肝六项：HBsAg（＋），HBeAg（＋），HBcAb（＋），HBV－DNA：5.1×10⁷IU/ml。辨证同前，治疗方案不变。前方6剂，每日1剂。调护同前。

【三诊】2009 年 7 月 15 日。患者食纳可，稍感恶心、厌油，仍感乏力，小便色仍无明显改善，大便正常，睡眠好，无身痒、发热。检查：精神可，面色晦滞，身目黄染加重，黄色鲜明，舌质红，苔薄白，脉细滑。查 PT：55.8%；肝功能：TB 141.0μmol/L，DB 123.0μmol/L，ALT 163U/L，AST 166U/L，GGT 68U/L，A/G = 35.8/36.8，CHOL 3.4mmol/L；AFP：507.14ng/ml。虽症状略减，但黄疸加重，病情仍在进展，加用血浆、人血白蛋白等血肉有情之品以加强支持，以防转化为急黄。辨证不变，前方6剂，每日1剂。调护同前。

【四诊】2009 年 7 月 22 日。近 3 日，患者午后体温在 37.3℃ ~ 37.5℃间，不伴有恶寒、鼻塞等，晨测体温正常，双下肢困重，稍感恶心、厌油，纳食可，大便通畅，小便色无明显变化，睡眠好。检查：精神可，面色晦滞，身目黄染无明显减轻，舌质红，苔薄腻，脉细滑。查 PT：47.7%；肝功能：TB 190μmol/L，DB 121.2μmol/L，ALT 109U/L，AST 140U/L，A/G = 27.2/35，CHOL 2.68mmol/L。上腹部 CT：未见明显异常。患者入院治疗半月余，消化道症状虽减轻，但黄疸呈上升趋势，依据《金匮要略·黄疸病脉证并治》"黄疸之病，当以十八日为期，治之十日以上瘥，反剧为难治"，故此病病情重，应积极治疗。其目前午后发热考虑与少阳胆经瘀热有关，中药中去茵陈加用青蒿30g以清利肝胆瘀热、利湿退黄，6 剂，每日 1 剂。继续静滴清开灵、丹参注射液等。调护同前。

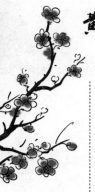

【五诊】2009 年 7 月 29 日。患者午后体温仍在 37.5℃ 左右，食纳可，大便正常，无恶心呕吐、身痒，小便色变化仍不明显，睡眠好。检查：精神可，面色晦滞，身目黄染无明显改善，舌质红，苔薄腻，脉细滑。复查结果，PT：52.3%；肝功能：TB 188.0μmol/L，DB 157.9μmol/L，ALT 129U/L，AST 179U/L，A/G = 34.3/36.2，CHOL 3.04mmol/L。患者黄疸虽消退不明显，但精神、饮食等好转，故效不更方。继服前方 6 剂。其他治疗及调护同前。

【六诊】2009 年 8 月 5 日。近 3 日，患者午后体温最高未超过 37.3℃，手掌心热，小便色较前变淡，纳食可，无恶心、厌油腻，二便通畅。检查：精神可，面色晦滞，身目黄染略减轻，舌质红，苔薄腻，脉细滑。查 PT：47.2%；肝功能：TB 105.7μmol/L，DB 56.8μmol/L，ALT 113U/L，AST 161U/L，A/G = 34.1/31.3，CHOI 2.97mmol/L。患者掌心红、苔白满，提示体内有瘀热、湿热存在，故原方中加大升麻用量，以祛风、清热、燥湿、化痰、通络。其他治疗同前。

处方

升 麻 24g	苍 术 15g	龙胆草 9g	赤 芍 30g
青 蒿 30g	车前草 15g	枳 壳 15g	炒白术 30g
半夏曲 12g	金钱草 30g	茯 苓 15g	柴 胡 6g

6 剂，每日 1 剂。

调护：卧床休息，少量、多次、清淡易消化饮食。

【七诊】2009 年 8 月 12 日。患者午后体温已正常，纳食可，无腹胀、乏力、恶心、厌油腻等不适，大小便正常，睡眠好。检查：精神可，面色晦滞，身目黄染明显减轻，舌质红，苔薄白，脉细滑。效不更方。继服前方 6 剂，其他治疗及调护同前。

【八诊】2009 年 8 月 19 日。患者食纳可，大便通畅，小便色明显变浅，睡眠好，无腹胀、乏力、恶心呕吐等不适。检查：精神可，面色晦滞，身目黄染，舌质红，苔薄白，脉细滑。查 PT：48.6%；肝功能：TB 89.8μmol/L，DB 34.2μmol/L，ALT 83U/L，AST 119U/L，A/G = 36.8/32.4，CHOL 3.16mmol/L。继服前方 6 剂，其他治疗及调护同前。

【九诊】2009 年 8 月 26 日。患者自觉无明显不适，食纳可，大小便正常，睡眠好。检查：精神可，面色较前有光泽，皮肤无黄染，白睛黄染可疑，朱砂掌，舌质红，苔薄白，脉细滑。查 PT：46.7%；肝功能：TB 53.8μmol/L，DB 22.3μmol/L，ALT 67U/L，AST 87U/L，A/G = 39.2/38.9，CHOL 3.5mmol/L。患者治疗后症状减轻，肝功能进一步好转。为防止长期应用利水渗湿等药物出现伤阴之弊，故药中减去车前草，加用猪苓 15g，以利水养阴。12 剂，煎服法同前。

调护：勿擅自停服抗乙肝病毒药物；注意休息，定期复查肝功能、腹部 B 超等。

门诊治疗 3 月，肝功复查正常；乙肝六项：HBsAg、HBeAb、HB-cAb 阳性；HBV - DNA < 1 × 10³IU/ml；PT 升高至 60%。随访至今，病情稳定。

【按】慢性肝病合并黄疸，其病机除湿热外，亦与瘀血内阻有关，湿瘀交阻，常使黄疸迁延不易退却；《金匮要略·黄疸病脉证并治》曰："黄疸之病，当以十八日为期，治之十日以上瘥，反剧为难治"，可能就包括上述病机的病证。

初诊时依据辨证，方以肝瘟汤加减，配合静滴清开灵注射液、丹参注射液等。治疗后患者纳差、恶心、乏力等症状逐渐减轻，但入院后前两周黄疸仍在上升，且又出现午后低热，考虑与足少阳胆经瘀热有关，中药中加用青蒿以清利肝胆瘀热、利湿退黄。入院第 3 周，纳差、乏力等症状进一步好转，但黄疸变化仍不明显；第 4 周时黄疸才开始消退，初始消退速度较快，后下降缓慢，坚持依据辨证治疗，直到肝功能完全正常。

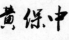
四、"和肝理脾，软坚活血，行气利水"治疗鼓胀黄疸

鼓胀黄疸，为肝郁脾虚、血瘀水停之证，治以和肝理脾、软坚活血、行气利水。

> 汤某，男，41岁。2009年8月20日初诊。
> 双下肢水肿1月，加重伴腹胀、尿少1周。

【初诊】患者有饮酒史20年，初平均每天饮啤酒6瓶，近6年平均每天饮白酒1斤（酒精浓度50%左右）。4个月前晚上洗脚时常发现脚踝以下水肿，次日消失，未重视。1个月前双下肢水肿明显，自觉无明显不适，仍未重视。近1周来双下肢水肿日益加重，且双大腿内侧及下垂部位亦见肿胀，伴有腹胀、尿少。昨日来我科门诊就诊，收治入院。刻下症：腹胀明显，以致影响休息，尿少，全身乏力，纳差，大便正常，无发热、恶心呕吐、身痒，无胸闷、气短、衄血等。检查：青年男性，精神差，面色晦滞黄染，身目黄染，朱砂掌，腹部膨隆，青筋隐隐，按如囊裹水，双下肢水肿，舌质红，苔薄黄，脉细滑数。肝功能：TB 68.8μmol/L，DB 35.5μmol/L，GGT 192U/L，AST 46U/L，CHOL 2.27mmol/L，A/G=23.7/36.5；腹部B超：肝硬化、脾大（厚76mm，肋下77mm）、大量腹水，脾静脉内径增宽（12mm），继发性胆囊改变，胆囊内稍强回声团考虑结石、胆泥沉积。中医诊断为鼓胀、黄疸。证属肝郁脾虚，血瘀水停。治以和肝理脾，软坚活血，行气利水。方以鼓胀汤加减。口服螺内酯40mg，每日3次以利尿；静滴还原型谷光苷肽1.2g，每日1次，以保肝、降酶退黄；并间断输血浆、红细胞悬液、白蛋白，以补充凝血因子，纠正贫血及低蛋白血症，促进腹水消退。

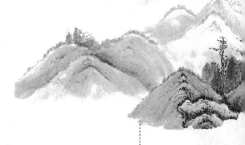

处方

鳖 甲^{先煎}15g	枳 壳 15g	炒白术 30g	赤白芍_各15g
川 芎 15g	川怀牛膝_各15g	车前子^{包煎}30g	大腹皮 15g
二 丑 12g	桂 枝 9g	生黄芪 30g	鸡内金 15g
金钱草 15g	防 己 15g		
4 剂，每日 1 剂。			

调护：少量、多次、易消化饮食；准确记录出入量。

【二诊】2009 年 8 月 24 日。患者腹胀减轻，稍感乏力，食纳可，无恶心呕吐、厌油、身痒，大便正常，24 小时尿量在 2055～2900ml，睡眠好，晨测体重 84kg，较入院时减轻 2kg。腹围无明显变化。精神差，面色晦滞，身目黄染无加重，舌质红，苔薄白，脉细滑数。患者治疗后症状减轻，效不更方。继续服用，其他治疗同前。调护同前。

【三诊】2009 年 8 月 26 日。近两日患者午后低热，体温在 37.5℃左右，不伴有恶寒、鼻塞、关节疼痛等；腹胀，但较入院时略减轻，食纳尚可，大便正常，小便通畅，小便色无明显加重，睡眠好，稍感乏力；无恶心、腹胀腹痛、衄血。晨测体重 83.5kg，最大腹围 116cm，体重较入院时减轻 4kg。精神欠佳，面色晦滞黄染，身目黄染，腹部膨隆，高于胸廓，腹壁水肿消退，双下肢水肿减轻，舌质红，苔薄黄，脉细滑。患者症状减轻，其午后低热，考虑与少阳湿热有关，结合其舌、症、脉等，辨证属肝郁脾虚、血瘀水停、肝胆湿热，治以和肝理脾、软坚活血、行气利水的同时，兼以清利肝胆湿热，鼓胀汤中加青蒿 15g，黄芩 9g，以清利肝胆湿热。7 剂，每日 1 剂。继续给予保肝、利尿等治疗，并注意维持水电解质平衡。调护同前。

【四诊】2009 年 9 月 2 日。患者下午体温仍为 37.5℃，不伴有特殊不适，未经特殊处理，晚 20 点左右体温降至正常。腹胀、乏力明显减

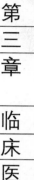

107

轻，食纳正常，大便日 3、4 次，色黄、成形，小便通畅，体重又下降 1.5kg，腹围减少 8cm。精神好转，面色晦滞黄染，身目黄染略减轻，腹部膨隆，高于胸廓，腹壁、双大腿水肿已消退，舌质红，苔薄腻，脉细滑。患者治疗后腹胀、乏力、双下肢水肿等症明显减轻，其发热考虑与肝病本身有关，前方继用，7 剂，煎服法及调护同前。

【五诊】2009 年 9 月 9 日。近 3 日体温正常，偶有右胁部疼痛，食纳可，无腹胀、乏力、恶心呕吐，大便日 3、4 次，不稀，便后腹中舒服，24 小时尿量 2500～3000ml，睡眠好。双下肢水肿明显减轻，监测心率 84 次/分左右，精神可，面色较前光亮，身目黄染减轻，腹部饱满，青筋筋隐隐，舌质红，苔薄腻，脉细滑。患者大便次数偏多，考虑仍与脾虚有关，继续给予健脾等治疗的同时，中药中减少行气药量以期改善。处方如下：

处方

鳖　甲[先煎]15g	枳　壳 15g	炒白术 30g	赤白芍[各]15g
川　芎 15g	川怀牛膝[各]15g	车前子[包煎]30g	大腹皮 10g
桂　枝 9g	生黄芪 30g	鸡内金 15g	金钱草 30g
防　己 15g	青　蒿 15g		

7 剂，每日 1 剂，煎二服三。

调护：少量、多次、易消化饮食；准确记录出入量。

【六诊】2009 年 9 月 16 日。食纳可，大便正常，无腹胀、乏力，大便日 2、3 次，不稀，24 小时尿量 3000～3500ml，睡眠好。体重稳定在 67kg 左右，最大腹围为 100cm。给予心得安 10mg，每日 2 次，监测心率为 75 次/分，双下肢水肿消失，精神可，身目黄染减轻，腹部平软，腹部青筋筋隐隐，舌质红，苔薄白，脉细滑。复查肝功能：TB 35.3μmol/L，DB 21.8μmol/L，GGT 122U/L，AST 64U/L，CHOL

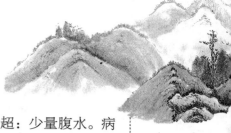

2.09mmol/L，A/G=32.4/36.9，余项正常；腹部 B 超：少量腹水。病情稳定，效不更方（12 剂）。出院门诊治疗。

1 个月后复查肝功能基本正常，B 超示无腹水，停服利尿剂。后仍坚持中药治疗，每隔 3 个月查肝功能、血常规、腹部 B 超等，病情稳定。

【按】"少年纵酒无节，多成水鼓"，本案患者即为此例。就诊时症状、体征虽重，但紧抓肝、脾、肾三脏功能失调和气、血、水淤积于腹内这一基本病机立法用药，并根据病情变化辨证加减，治疗后腹胀、双下肢水肿消失，黄疸消退，病情稳定。

本案为嗜酒过度，损伤脾胃，脾虚运化失职，酒湿浊气蕴聚中焦，清浊相混，壅阻气机，肝失条达，气血郁滞，脾虚愈甚，进而波及肾脏，开阖不利，水浊渐积渐多，终致水不得泄，遂成鼓胀。脾失健运，湿浊内生，郁而化热，熏蒸肝胆，胆汁不循常道，浸淫肌肤而发为黄疸。病位在肝、脾、肾。病性为本虚（脾虚），标实（肝郁、血瘀、水停），故治以和肝理脾、软坚活血、行气利水。

初诊治疗中以鼓胀汤和肝理脾、软坚活血、行气利水，加用黄芪、防己，以健脾益气、利水消肿，取防己黄芪汤之意，加鸡内金、金钱草以利胆退黄；同时补充血浆、红细胞悬液、人血白蛋白等血肉有情之品以支持。患者服药后腹胀、乏力、双下肢水肿逐渐减轻，食纳正常，小便增多。但三诊时出现午后低热，体温在 37.5℃ 左右，不伴有恶寒、鼻塞、关节疼痛等，考虑与少阳湿热有关，故在原方中加青蒿、黄芩等以清利肝胆湿热；服药 10 剂后体温正常，其他症状亦进一步好转。继续服药 1 周，症状基本消失，肝功能复查好转，病情稳定。

临床中对重证的治疗不能被表面现象吓倒，只要抓住病机遣方用药，都会取得较为满意有疗效。

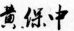

五、"和肝理脾，清热凉血，消黄利胆"治疗急黄

慢性重型肝炎，为肝郁脾虚、肝胆郁热之证，治以和肝理脾、清热凉血、消黄利胆。

> 宋某，男，42岁。2009年6月17日初诊。
>
> 乏力身困20余天，目黄、尿黄进行性加重10余天。

【初诊】 患者20余天前因饮食不慎导致上腹痛、腹泻、发热、乏力、身困，在当地诊所按"感冒、胃肠炎"治疗，但效果欠佳。10余天前出现目黄、尿黄，未予重视，仍在当地诊所治疗。1周前目黄、尿黄加重，且出现皮肤黄染，遂到富平县医院住院治疗，查肝功能TB、DB、ALT、AST等明显升高，ALB明显降低。住院治疗1周，无明显效果，且目黄及皮肤黄染继续加重。3天前又腹泻、发热（体温最高38.3℃），下肢略有水肿，经用药后，热退、腹泻止，但腹胀，尿量减少，故来我院就诊。诊时诉乏困，纳差，食欲稍减退，纳食量尚可，腹胀，尿黄如浓茶色，尿少，大便通畅，夜寐可，无恶心呕吐，无发热、腹痛等。查精神较差，面目、皮肤黄染，掌心发红，腹部饱满，腹软，按之如囊裹水，双下肢水肿，舌质暗红，苔白厚腻，脉弦滑。乙肝六项：HbsAg（＋），HbeAb（＋），HbcAb（＋），余阴性；肝功能：TB 303.8μmol/L，DB 125.0μmol/L，ALT 141U/L，AST 82U/L，GGT 177U/L，ALB/GLO＝27.3/26.4；HBV－DNA定量：1×10^{7}copy/ml。PT：36.4%。腹部B超：肝脏实质光点回声增粗增强，中量腹水。诊断为肝瘟-黄疸（急黄），证属肝郁脾虚，肝胆郁热。此为感受湿热疫毒之邪，毒邪蕴于肝脏、血分，复因饮食不慎，再次感受湿热之邪，致肝失疏泄，气机郁滞，郁久生瘀，瘀而生热，热伤肝胆，胆汁不循常道，溢于肌肤膜外，发为黄疸，虽经治疗，仍不断加重，并致脾胃升降失常，出现纳差、食欲减退、腹胀、小便减少等，而成急黄之证。治宜

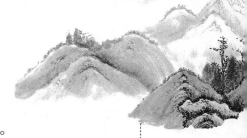

和肝理脾，清热凉血，消黄利胆。拟方肝瘟汤加减。

处方

茵 陈30g	苍 术45g	龙胆草6g	升 麻15g
车前草15g	赤 芍45g	金钱草30g	炒白术15g
生薏苡仁15g			

7剂，水煎服，每日1剂。

另外，静脉滴注复方丹参注射液、谷胱甘肽、促肝细胞生长素，输注新鲜血浆或白蛋白，每日1次，口服拉米呋定。

调护：卧床休息，饮食清淡多样化，保持大便通畅。

【二诊】2009年6月24日。患者精神较前明显好转，诉知饥能食，食后无不适，午后仍有腹胀，但较前减轻，体力较前明显改善，但身、目、尿黄无明显改善，大便次数较多，每次小便均有大便，量少，呈糊状，眠可，舌暗红，苔薄白，脉弦细滑。复查肝功能：TB 340.2μmol/L，DB 286μmol/L，ALT 92U/L，AST 86U/L，AKP 155U/L，GGT 139U/L，ALB/GLO=35/27.6，TC 2.27mmol；PT：43.6%。前方去龙胆草，加干姜6g，赤芍加至60g，7剂，其他治疗及调护同前。

【三诊】2009年7月1日。患者乏困、纳差等症状改善，腹不胀，饮食可，二便可，小便颜色变淡，体力增加，自感精神明显好转。查：面目、皮肤黄染较前减轻，掌心发红，腹部平坦，腹软，双下肢不肿，舌暗红，苔薄腻，脉弦细滑。肝功能：TB 147.3μmol/L，DB 131.0μmol/L，IB 16.3μmol/L，ALT 100U/L，AST 114U/L，AKP 160U/L，GGT 108U/L，ALB/GLO=34.6/23.3，TC 2.1mmol/l；PT：57.7%。效不更方，14剂，其他治疗及调护同前。

【四诊】2009年7月15日。患者精神可，无明显不适，小便颜色明显变淡。查皮肤黄染不明显，白睛黄染明显减轻，掌心发红变淡。舌红润，苔薄白，脉弦细滑。复查肝功能：TB 75.9μmol/L，DB 30.2μmol/L，

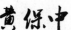
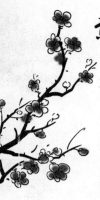

IB 45.7μmol/L，ALT 125U/L，AST 151U/L，GGT 98U/L，ALB/GLO = 36.7/29.1，TC 2.11mmol/L；PT：53.4%。前方继用，14 剂。停用促肝细胞生长素及血浆、蛋白。调护同前。

【五诊】2009 年 7 月 29 日。患者无明显不适，小便微黄，精神好，皮肤无黄染，白睛微黄，面色如常，舌红润，苔薄白，脉弦细滑。肝功能：TB 48.5μmol/L，DB 34μmol/L，IB 14.5μmol/L，ALT 92U/L，AST 92U/L，AKP 104U/L，GGT 102U/L，ALB/GLO = 33.6/29.3，TC 2.28mmol/L。前方继用，14 剂。门诊治疗，定期复查。

1 个月后复查肝功能正常，HBV - DNA 定量：$< 1 \times 10^3$ copy/ml。无不适。

【按】重型肝炎在临床是一种危重疾病，病死率较高，目前尚无特效治疗，一般采取综合性治疗措施，花费较大，而疗效仍有限。在对症治疗的基础上，给予中医辨证治疗，能提高疗效，降低病死率，节省费用，减少患者的经济负担。

重型肝炎属中医"急黄"范畴，为黄疸的危机证候。《诸病源候论·急黄候》指出："脾胃有热，谷气郁蒸，因为热毒所加，故卒然发黄，心满气喘，命在顷刻，故云急黄也。"本案患者隐性感染乙肝病毒，毒邪蕴于肝脏、血分，复因饮食不慎，感受湿热之邪，致肝失疏泄，气机郁滞，郁久生瘀，瘀而生热，热伤肝胆，致肝胆疏泄失常，胆汁不循常道，溢于肌肤膜外，发为黄疸，虽经治疗，仍不断加重，并致脾胃升降失常，出现纳差、食欲减退、腹胀、小便减少等，而成急黄之证。故辨证为肝郁脾虚，肝胆瘀热。治疗上宜和肝理脾，清热凉血，消黄利胆。自拟肝瘟汤加减。肝瘟汤中苍术辛苦温，归脾胃经，燥湿健脾，以除生湿之源；龙胆草苦寒，归肝胆经，清热燥湿，以清利肝胆湿热，二者共为主药，不仅使脾胃肝胆湿热得以清除，且互相佐制以防温燥太过助热伤阴或苦寒太过损伤脾胃。伍以茵陈清热利湿退黄，升麻祛风清热解毒，祛邪外出。佐以车前草清热解毒，平肝利尿导邪外出。全方配伍

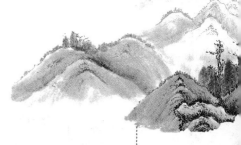

共奏清热利湿、解毒退黄之功。

本案患者黄疸较重，来势较急，且并发腹水，病情较重。舌苔白腻，湿邪较重，故治疗上重用苍术苦温燥湿，并加白术、薏苡仁以健脾利湿。二诊去龙胆草并加干姜以温脾化湿，加用赤芍并加大用量以凉血化瘀，加金钱草以助茵陈消黄利胆。同时输以血浆、蛋白等以加强扶正，从而使黄疸减退，腹水消失，病情好转。随访1个月肝功能正常，病情稳定。

六、"和肝理脾，清热利湿解毒"治疗肝癖

肝癖，为肝郁脾虚、疫毒内伏证，治以和肝理脾、清热利湿解毒。

孔某，女，27 岁。1997 年 6 月 5 日初诊。

间断乏力，纳差，伴腹胀、厌油腻 2 年余。

【初诊】患者 1995 年无明显诱因自觉乏力明显，伴有腹胀、纳差、厌油腻，在我院就诊，查乙肝六项示：HBsAg、HBeAb、HBcAb5 阳性，肝功能异常（具体不详），间断在我院门诊口服中药汤剂，后肝功能基本恢复正常，但上述症状时重时轻。刻下症：身困乏力，胸闷憋气，右胁肋部隐痛不舒，纳差，厌油腻，头痛，夜寐一般，二便正常。查体精神欠佳，面色略晦，颜面血丝缕缕，舌体胖，舌质暗紫，苔薄腻，六脉濡缓。其病因为湿热疫毒之邪久居体内不化而成；病机特点为邪气留滞，气血不畅，故称为肝癖。中医诊断为肝癖（肝郁脾虚，疫毒内伏），西医诊断为病毒性肝炎乙型慢性（中度）。其病机重点不在脾虚，而在木滞土壅，肝郁脾滞。其治疗除了清热利湿解毒外，需从调理肝脾气机着手，故以和肝理脾、清热利湿解毒为法。方以肝癖汤加全瓜蒌以宽胸理气，加清半夏以利湿通络。

x

处方

炒柴胡15g	麸枳壳15g	川 芎15g	赤白芍各15g
生甘草12g	升 麻15g	土茯苓15g	全瓜蒌15g
清半夏12g			

6剂，每日1剂。

调护：畅情志，饮食清淡多样化。

【二诊】1997年7月7日。服药后，患者症状减轻，因工作繁忙未能及时复诊。近日乏力、胸闷又见明显，头痛不适，纳差，二便通畅。因经常出差，要求服中成药治疗。精神可，面色偏暗，舌质暗紫，苔薄白，脉细滑。1997年7月1日本院查肝功能：ALT 58U/L，AST 56U/L，余项正常；乙肝六项：HBsAg、HBeAb、HBcAb 阳性；HBV－DNA：3.45×10^4copy/ml；B超示：肝光点略增粗。给予口服和肝理脾丸以和肝理脾、清热解毒，口服复方丹参滴丸以活血化瘀、理气止痛。服药后若无不适，可长期服用。给予和肝理脾丸3盒，每次1丸，每日3次；复方丹参滴丸2瓶，每次8粒，每日3次。调护：饮食清淡多样化。

【三诊】1997年7月24日。近2天来，患者溺短赤清，大便不爽，乏力，纳差，心烦，手足心热，睡眠欠佳，舌质红绛，苔薄润，脉细滑。患者病因、病机未变，目前出现溺短赤清、五心烦热等症，考虑为郁久化热。治疗在原方案基础上嘱病人多饮水、调畅情志等。检查尿常规。给予和肝理脾丸3盒，每次1丸，每日3次；复方丹参滴丸2瓶，每次8粒，每日3次。调护：多饮水，勿憋尿；查尿常规；多样化饮食；畅情志，注意休息。

【四诊】1997年8月14日。患者小便通畅，无尿急、尿痛，厌油及头痛消失，大便仍不爽，乏力，食纳增多，仍感心烦、手足心热，脱发明显，睡眠差，舌质淡紫，苔薄白，脉濡缓。治疗后患者五心烦热、大便不爽等症改善不明显，且又见脱发，考虑与瘀（郁）热伤阴及"久病必穷及于肾"等有关，故在肝痹汤中加女贞子、何首乌以补肝肾之阴，且后者有润肠通便之功，以期改善其大便不爽。肝痹汤加减，配合口服丹参滴丸，方药如下：

处方

炒柴胡 15g	麸枳壳 15g	川　芎 15g	赤白芍 各 15g
生甘草 12g	升　麻 15g	土茯苓 15g	女贞子 20g
制首乌 20g			

7 剂，每日 1 剂。

调护：同前。

【五诊】1997 年 8 月 25 日。患者带方回家服药至今。心烦、手足心热已除，头痛未再出现，睡眠好，偶有恶心，肝区不舒，能食无欲，二便通，舌体偏胖，质暗，苔薄白，脉濡缓。本次就诊，心烦、手足心热已除，睡眠好，头痛未再出现，辨证同前。因疫毒之邪久蕴体内不化的根本原因为机体免疫调节功能低下，故肝痹汤中加用肉桂、薄荷以鼓动阳气，激发免疫功能，并加强疏肝解郁之功。停服复方丹参滴丸。调护：多样化饮食；注意休息。

【六诊】1997 年 9 月 1 日。患者感头面部热，能食，胃灼热，大小便通畅，睡眠好，舌尖边红，苔薄白，脉缓。患者因感染疫毒之邪起病，病机为木滞土壅，肝郁脾滞，目前其头面部热、胃灼热为瘀久化热、肝胃不和之证，故在肝痹汤中加丹皮、五味子以清热凉血、滋阴等。调护：调畅情志，多样化饮食；注意休息。

【七诊】1997 年 9 月 11 日。依方服药至今。患者晨起口苦，大便偏干，余无其他不适，舌质暗，苔薄白，脉缓。服药后症状消失，效不更方。7 剂，水煎服，每日 1 剂。调护：调畅情志，多样化饮食；注意休息。

【八诊】1997 年 10 月 9 日。患者偶有腹胀，纳可，大便 2～3 日一行，咽干，小便通畅，睡眠好，舌质红，苔薄腻，脉细缓。1997 年 10 月 5 日本院复查，肝功能：正常；乙肝六项：HBsAg、HBcAb 阳性；HBV－DNA：2.38×10^3copy/ml；B 超示：肝、胆、脾、胰、双肾未见异常。患者因感染疫毒之邪起病，病机为木滞土壅，肝郁脾滞。郁久可致瘀，亦可化热伤阴，故治疗继以和肝理脾、清热利湿、解毒活血、凉血等为法。肝痹汤中加丹皮、白茅根以清热凉血。调护：调畅情志；多样化饮食，多食蔬菜及水果；注意休息。

【九诊】1997 年 10 月 16 日。患者偶有胸闷，纳可，二便通畅，无乏力、腹胀等不适，面色较前光亮，舌质红，苔薄白，脉细缓。本病病因为湿热疫毒之邪久居体内不化而成；病机特点为邪气留滞，气血不畅，病机重点不在脾虚，而在木滞土壅，肝郁脾滞，郁久化热、致瘀。故治疗除了和肝理脾、清热利湿解毒外，当辅以清热凉血活血之品，如粉丹皮、白茅根、生地等。

处方

炒柴胡 15g	麸枳壳 15g	川芎 15g	赤白芍各 15g
生甘草 12g	升麻 15g	土茯苓 15g	粉丹皮 15g
白茅根 15g	生地 15g		

10 剂，每日 1 剂。

调护：调畅情志；多样化饮食，多食蔬菜及水果；注意休息。

【十诊】1997 年 10 月 30 日。患者月经期感右胁肋部疼痛，进食后腹胀，伴胸闷，大小便通畅，舌淡红，苔薄白，脉细。治疗后症状改善。为方便其工作等，给予口服和肝理脾丸以和肝理脾，清热解毒；口服复方丹参滴丸以活血化瘀。服药后若无不适，可在便民门诊买药继续服用。给予和肝理脾丸 3 盒，每次 1 丸，每日 3 次；复方丹参滴丸 2 瓶，每次 10 粒，每日 3 次。调护：调畅情志；多样化饮食，多食蔬菜及水果；注意休息。

【十一诊】1997年12月18日。患者一直坚持服用和肝理脾丸及复方丹参滴丸。近两天来自觉心中懊恼，大便不畅，肝区偶有不舒感，时有干呕，喉中有痰，但难以咳出。既往有慢性咽炎病史。面部血丝减少，舌暗红，苔薄，脉弦细。主症病因病机未变，加服防风通圣丸以表里双解。给予和肝理脾丸10盒，每次1丸，每日3次；复方丹参滴丸5瓶，每次8粒，每日3次；防风通圣丸1盒，每次1包，每日2次。调护同前。

【十二诊】1998年2月12日。患者自觉无明显不适，坚持服用和肝理脾丸及复方丹参滴丸，今日复诊，舌暗红，苔薄白，脉细滑。1998年2月10日本院查肝功能：正常；乙肝六项：各项指标均为阴性；HBV-DNA：$< 1 \times 10^3$ copy/ml；B超示：肝、胆、脾、胰、肾未见异常。治疗后病情稳定，因其面部血丝减少，B超未见异常，考虑血瘀之征改善，故停服复方丹参滴丸。给予和肝理脾丸10盒，每次1丸，每日3次。调护：禁酒，多样化饮食。

【十三诊】1998年2月28日。自觉无明显不适，坚持服药。舌质淡红，苔薄白，脉细滑。患者治疗后不适症状基本消失，效不更方。给予和肝理脾丸10盒，每次1丸，每日3次。调护：禁酒，多样化饮食。

【十四诊】1998年8月13日。患者坚持服用和肝理脾丸，自觉无明显不适，病情稳定。检查：精神可，面色如常，舌质淡红，苔薄白，脉细滑。1周前复查肝功能：正常；HBV-DNA：$< 1 \times 10^3$ copy/ml；乙肝六项：各项指标均为阴性；腹部B超：肝、脾、胆未见异常。治疗后症状消失，肝功能等指标复查正常，病情稳定半年，疾病痊愈。

【按】患者为青年女性，因"间断乏力、纳差伴腹胀、厌油腻2年余"就诊，查体见面色略晦、面部血丝缕缕，舌体胖，质暗紫，苔薄腻，脉濡缓。本病病因为湿热疫毒之邪久居体内不化而成；病机特点为邪气留滞，气血不畅，病机重点不在脾虚，而在木滞土壅，肝郁脾滞，郁久必致瘀。故治疗除了和肝理脾、清热利湿解毒外，当辅以活血

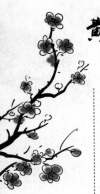

之品。

初诊治疗时给予口服肝痹汤，此方由四逆散加升麻、土茯苓、赤芍、川芎组成，具有和肝理脾、清热利湿、解毒活血之功；同时加用全瓜蒌以宽胸理气、清半夏以利湿通络。

二诊、三诊因患者无条件服中药汤剂，故给予口服和肝理脾丸以和肝理脾、清热解毒，口服复方丹参滴丸以活血化瘀、理气止痛。

后因患者出现心烦、手足心热、脱发、睡眠差等症，考虑与郁久成瘀、瘀（郁）热伤阴等所致，再次调整成肝痹汤，并根据伴随症状辨证加减。

十诊时因病情稳定，同时为方便患者出差等，再次调整为和肝理脾丸及复方丹参滴丸口服。十二诊时，其面部血丝减少、两次查腹部 B 超未见异常，考虑血瘀之征改善，故停服复方丹参滴丸。继服药半年，复查各项指标仍正常，疾病痊愈。

此案治疗中，紧抓"木滞土壅，肝郁脾滞，郁久致瘀，瘀（郁）久化热、伤阴"等病机立法用药，注重和肝理脾，坚持治疗，注意生活起居等。治疗后患者症状消失，两次复查理化指标正常，从而使困扰多年的疾病痊愈。

七、"和肝理脾，凉血解毒"治疗慢性乙型肝炎

肝瘟-肝痹，慢性乙型肝炎，肝郁脾虚证，治以和肝理脾、凉血解毒。

赵某，男，19 岁，1998 年 6 月 11 日初诊。
全身困乏无力 1 周余，加重 2 天。

【初诊】1 周前，患者无明显诱因感全身乏力，伴头晕、厌食、恶心、腹痛隐隐，大便稀溏，每日 3~4 次，牙龈出血。诊时精神差，面色㿠白无华，皮肤巩膜无黄染，腹软，肝脾肋下未及，移动性浊音

（－），舌淡胖，苔薄白而润，六脉濡缓。乙肝 HBsAg（＋），HBeAg（＋），HbcAb（＋）；肝功能 ALT 235U/L，AST 215U/L，AKP 560U/L，血常规：WBC 3×10^9/L，RBC 2.6×10^{12}/L，Hb 90g/L，PLT 80×10^9/L。诊断为肝瘟-肝痹。证属肝郁脾虚。此为摄生不慎，感受湿热疫毒之邪，致肝失疏泄，脾失健运，湿浊中阻，故见全身乏力、头晕、精神差、面色㿠白无华、厌食、恶心、腹痛隐隐，大便稀溏之症。治宜和肝理脾。拟方肝痹汤加漂苍术 15g，生黄芪 24g。

处方

炒柴胡12g	赤、白芍各15g	枳　壳15g	生甘草12g
升　麻15g	土茯苓15g	川　芎12g	漂苍术15g
生黄芪24g			

7 剂。每日 1 剂，水煎服。

并予和肝理脾丸 1 丸，每日 3 次。

【二诊】1998 年 7 月 9 日。患者服药 1 月，头晕、腹痛消失，牙龈出血止，仍有身困乏力，但较前好转，纳食增加，大便可，每日 1 次。精神可，仍面色㿠白无华，舌淡，苔薄白，脉濡缓。查 HBV－DNA 定量 1.3×10^5 copy/ml。肝痹汤加炒白术 24g，麸枳壳 10g，橘红 10g，生黄芪 24g。丸药继服。

【三诊】1998 年 8 月 23 日。患者纳食有味，身困乏力消失，查肝功能：ALT 210U/L，AST 185U/L，AKP 460U/L，血常规：WBC 3×10^9/L，RBC 3.0×10^{12}/L，Hb 90g/L，PLT 92×10^9/L。处方：和肝理脾丸 1 丸，口服，每日 3 次；清开灵胶囊 2 粒，口服，每日 3 次。若无不适，长期服用。

【四诊】1999 年 8 月 19 日。患者服药 1 月，查肝功能：ALT 180U/L，AST 165U/L，AKP 450U/L，自行购药服用 1 年余。劳累及情绪不畅时右胁不适，余无不适，精神好，面色如常，有光泽，舌淡红，苔薄白，

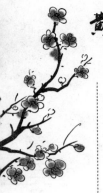
脉沉缓。查肝功能：ALT 110U/L，AST 85U/L，AKP 360U/L，血常规：WBC 4.2×10^9/L，RBC 3.6×10^{12}/L，Hb 110g/L，PLT 120×10^9/L。乙肝 HBsAg（＋），HBeAg（＋），HbcAb（＋），HBV－DNA 定量 1.8×10^3copy/mL，B 超未见异常，继予前方案。

【五诊】2008 年 6 月 5 日。诉继用和肝理脾丸及清开灵胶囊 1 年，查肝功能正常，乙肝 HBsAg（＋），HBeAb（＋），HbcAb（＋），B 超未见异常，HBV－DNA 定量 $<1 \times 10^3$copy/ml，无不适。自行停药。间断用茵陈泡水饮，数次复查结果同前。日前再次复查结果仍同前。

【按】慢性乙型肝炎是我国常见的慢性传染病之一，严重危害人民健康。中医认为慢性乙型肝炎的病因病机有湿邪作祟、肝郁致病、阳气虚弱，以及疫毒内侵，伏于血分，阴阳双损，气血失调，合而为患。但湿热疫毒病邪内侵，邪伏血分，逐步造成正气亏损和气血失调是慢性乙型肝炎最基本的病机。因此，驱邪扶正，调理气血，是慢性乙型肝炎的基本治疗原则。

本患者感染乙肝，且全身乏力，头晕，精神差，面色㿠白无华，厌食，恶心，腹痛隐隐，大便稀溏，辨证属肝郁脾虚，故予和肝理脾之治，方用肝痹汤加味，并配以和肝理脾丸口服。药用 70 天，症状消失，病情好转。但湿热疫毒病邪并未清除，正气亏损和气血失调并未纠正。因此继予和肝理脾丸服用，以调理肝脾，并予清开灵胶囊服用，以凉血解毒，正好切中了慢性乙型肝炎的病机。和肝理脾丸由张锡纯"肝脾双理丸"及"新拟和肝丸"化裁而来，去其有毒之朱砂加味而来，张氏谓"此方用甘草之甘以缓肝；芍药之润以柔肝；连翘以散其气分之结；冰片、薄荷冰以通其血管之闭；肉桂以抑肝木之横恣。其味辛香甘美，能醒脾健胃，使饮食加增。又其药性平和，在上能清，在下能温。故凡一切肝之为病，徐服此药，自能奏效。"清开灵为中医急症三宝之"安宫牛黄丸"的衍生方剂，具有清热解毒、化痰通络之功效。二者配合以和肝理脾，凉血解毒，且便于长期服用，最终使肝功能正常，病毒定量正常，e抗原转化为抗体，并长期保持稳定，实在难得。

八、"和肝理脾，扶正化瘀"治疗肝硬化

肝硬化，属肝郁脾肾气血虚证，治以和肝理脾，扶正化瘀。

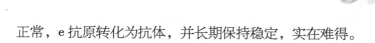

王某，女，33岁。2009年3月2日初诊。
间断性乏力、身困、右胁疼痛8年，加重1月。

【初诊】8年前患者无明显诱因感乏力、身困、右胁疼痛，经检查，诊断为慢性乙型肝炎，先后在多家医院就诊，服用中西药物，症状时重时轻。1年前，应用"代丁"治疗，后HBV-DNA定量降低，但肝功能始终不正常，乙肝仍为HBsAg（＋），HBeAg（＋），HBcAb（＋），症状无明显改善。故于4个月前改用"贺维力"，但仍无明显好转。1个月前加用"派罗欣"以抗病毒，仅用两针，因副作用太大，难以耐受而停药。停药两周，乏力、身困、右胁疼痛等症仍不能缓解，血常规不能恢复。诊时见其面色欠华，精神疲惫，表情痛苦，诉双下肢乏困无力，右胁胀痛，纳差，食后胃脘胀满，夜寐不宁，时有头晕、心慌，大便时有稀溏，月经正常。舌暗红，苔薄白，脉弦细滑。乙肝六项：HBsAg（＋），HBeAg（＋）HBcAb（＋），余阴性；肝功能：ALT 106U/L，AST76/L，A/G = 42.7/31；血常规 WBC 1.5×10^9/L，PLT 60×10^9/L，Hb 106g/L，RBC 3.78×10^{12}/L；B超提示：肝光点增粗，脾大；胃镜提示：食道静脉曲张，慢性萎缩性胃炎。诊断为肝瘟-肝积。证属肝郁脾肾气血虚。此为感受湿热疫毒，长期蕴于体内，使肝失疏泄，脾失健运，久病及肾，伤及气血，而成肝郁脾肾气血虚之证。治宜和肝理脾，扶正活血。拟方肝积汤加生黄芪、威灵仙。具体如下：

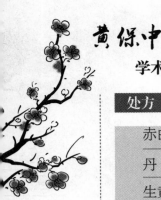
处方

赤白芍 各15g	麸枳壳 15g	炒白术 30g	川怀牛膝 各15g
丹 参 30g	川 芎 15g	车前草 15g	鳖 甲 先煎15g
生黄芪 30g	威灵仙 15g		

6剂。水煎服。

调护：不宜疲劳，少食多餐，饮食多样化。

【二诊】2009 年 3 月 9 日。患者药后乏力、身困减轻，双下肢乏困无力改善，纳可，胃脘已不胀，仍右胁部针刺样疼痛，头晕，心慌，大便稀溏，每日 2～3 次。舌脉同前，继用肝积汤加生黄芪 30g，天台乌药10g，6 剂。少食多餐，饮食多样化。

【三诊】2009 年 3 月 16 日。患者药后症减，右胁痛较前减轻，头晕，口干，咽不爽，舌脉同前。继用肝积汤加生黄芪 30g，天台乌药12g。每日 3 次，7 剂。给予和肝理脾丸 1 丸，每日 3 次。忌酒类，少食多餐，饮食多样化。

【四诊】2009 年 3 月 23 日。患者精神可，两胁疼痛明显减轻，大便仍为每日 3 次，但无所苦，余无不适。继用肝积汤加生黄芪 30g，天台乌药10g。每日 3 次，7 剂。给予和肝理脾丸 1 丸，每日 3 次。少食多餐，饮食多样化。

【五诊】2009 年 3 月 30 日。患者精神体力均可，大便成形，右胁疼痛减轻，偶有头晕，舌胖大、暗红、润，苔薄白，脉濡缓。继用肝积汤加生黄芪 30g，15 剂，每日 3 次；和肝理脾丸 1 丸，每日 3 次。忌酒类，少食多餐，饮食多样化。

【六诊】2009 年 4 月 11 日。患者精神体力均可，右胁疼痛及头晕均不明显，大便溏，每日 2 次，舌脉同前。继用肝积汤加生黄芪 30g，威灵仙15g，15 剂，每日 3 次；和肝理脾丸 1 丸，每日 3 次。忌酒类，少食多餐，饮食多样化。

【七诊】2009 年 4 月 30 日。患者病情平稳，无明显不适，纳可，二便通畅，眠可，舌暗红，苔薄，脉濡缓。查肝功能：ALT 95U/L，AST 68/L，A/G = 50.1/30；血常规：WBC 2.5×10^9/L，PLT 80×10^9/L，Hb 120g/L，RBC 4.46×10^{12}/L。给予和肝理脾丸 1 丸口服，每日 3 次，复方丹参片 3 片口服，每日 3 次，15 天量，调护同前。

【按】乙肝肝硬化在临床是一种比较难治的疾病，虽然临床药物较多，但疗效有限，目前没有特效疗法及药物。先生认为：本病病机虽较为复杂，可累及肝、脾、肾、气、血、阴、阳等多个方面，且虚实错杂互见，但正气虚贯穿于本病的始终，而肝郁、脾肾气阴（血）虚是慢性肝病的根本病机，特别是肝硬化的主要病机。因此制方肝积汤，以"和肝理脾，益肾化瘀，软坚散结"。本方以枳术丸、枳实芍药散为基础，遵仲景"见肝之病，知肝传脾，当先实脾"之原则，以枳术丸为核心，白术"除胃中之湿热，补脾家之元气"，枳壳"泻心下痞闷，消胃中所伤"。二药一急一缓，一行一补，使脾气得健，气机得畅，化源充足，全身脏腑得以濡养。白芍柔肝止痛，养血敛阴，牛膝补益肝肾，引血下行，使肝肾得以滋养。丹参、赤芍、川芎凉血活血，行气止痛，养血化瘀，使血脉通畅，气血流通，精微得以布达全身。鳖甲软坚散结，促进肝脾回缩。车前草平肝利水。诸药合用，共奏和肝理脾，益肾化瘀，软坚散结之功。在患者应用本方时，根据患者的具体情况，加黄芪以加强益气扶正；加威灵仙以祛风通络；加天台乌药以行气止痛，从而使患者症状消失，肝功能、血常规改善，病情稳定。

九、"和肝理脾，活血软坚"治疗肝硬化

肝积，为肝郁脾虚、瘀血阻滞之证，治以和肝理脾、活血软坚。

李某，男，47 岁。2010 年 12 月 6 日初诊。

反复胃脘部胀满不适伴乏力、纳差 1 年。

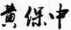

【初诊】2009 年患者查体发现乙肝 HbsAg（＋），HbcAb（＋），肝功能示胆红素、转氨酶升高，B 超提示肝光点粗，脾厚 4.9cm。随即出现胃脘部胀满，乏力、纳差，行胃镜检查提示：食道静脉曲张，胃窦炎。于外院口服西药及注射药物（具体不详）无效。患者逐渐出现消瘦、气怯、气短、乏力加重，遂来就诊。就诊时诉乏力、纳差，胃脘部胀满，消瘦，气短，夜寐差，尿少。有饮酒史 10 年，于 1 年前戒酒。查体：面色晦滞，皮肤无黄染，巩膜黄染（＋），腹平软，腹壁静脉隐现，肝肋下未及，脾肋下约 3cm，质中，移动性浊音（±），双下肢不肿。舌质淡红润，舌苔薄腻，六脉濡缓。查肝功能示 TB 80.3mmol/L DB 29.3mmol/L；乙肝六项：HbsAg（＋），HbeAb（＋），HbcAb（＋）；B 超示肝光点粗，脾大，门静脉增宽，腹水微量。中医诊断为肝瘟-肝积。证属肝郁脾虚，瘀血阻滞。西医诊断为肝炎后肝硬化（失代偿期）。此为感受疫毒之邪，久蕴体内，致肝失疏泄，气机郁滞，气郁日久，而致血瘀，瘀停胁下，故胁下积块；肝病及脾，脾失健运，则乏力、纳差；精微不能化生，故消瘦、气怯、气短、乏力加重；水湿不得敷布，故尿少；脏病及腑，故胃脘部胀满。治以和肝理脾，活血软坚。拟方肝积汤加味。

处方

赤白芍 各15g	枳　壳 15g	炒白术 30g	丹　参 30g
川　芎 15g	车前草 15g	川怀牛膝 各15g	炙鳖甲 先煎15g
生黄芪 30g	天台乌药 15g		

6 剂，每日 1 剂。

调护：嘱戒酒，少渣饮食，少食多餐。

【二诊】2010 年 12 月 13 日。患者胃脘部胀满不适较前减轻，纳食较前增多，尿量可，大便通畅。查体：形体消瘦，面色晦滞，巩膜黄染

（＋），腹部青筋不著，舌淡红润，苔薄腻，六脉濡缓。效不更方，继予前方 10 剂，每日 1 剂。调护同前。

【三诊】2010 年 12 月 27 日。患者腹胀等症状明显减轻，纳食可，但仍感乏力，夜寐可，尿量可，大便通畅，形体消瘦，面色晦滞，巩膜黄染较前变淡，腹部青筋不著，舌质红，苔腻，脉弦滑。此为正气亏虚，邪气未尽，故加大黄芪用量以加大益气扶正健脾之力；加威灵仙、天花粉以疏风通络，清热解毒。具体如下：赤、白芍各 15g，枳壳 15g，炒白术 30g，丹参 30g，川芎 15g，车前草 15g，川、怀牛膝各 15g，炙鳖甲（先煎）15g，生黄芪 45g，天台乌药 15g，威灵仙 15g，天花粉 15g，10 剂。调护同前。

【四诊】2011 年 1 月 31 日。患者坚持前方，服药 1 个月，腹胀等症状已基本缓解，精神、饮食明显改善，无明显不适，尿量可。查面色略晦，精神可，巩膜无黄染，舌质红，苔薄腻，脉弦滑。查肝功能 TB 23.9mmol/L，ALT 56U/L，AST 39U/L，r－GT 118.6U/L；B 超示脾厚 4.9cm，无腹水。此正气来复，症状基本消失，理化指标明显好转。继予前方，防止反复，10 剂。调护同前。

【五诊】2011 年 2 月 14 日。患者无明显不适，病情稳定。面色略晦，精神可，舌质红，苔薄白，脉弦滑。正气来复，病情稳定。但病未痊愈，宜坚持用药，带病延年。改为丸药，以便长期坚持。方药：和肝理脾丸 10 盒。每次 1 丸，口服，每日 3 次；大黄䗪虫丸 10 盒，每次 1 丸口服，每日 3 次。医嘱：戒酒，少渣饮食，少食多餐。坚持用药。

【按】李中梓《医宗必读》云"积之成也，正气不足，而后邪气踞之"，并指出"初者病邪初起，正气尚强，邪气尚浅，则任受攻；中者受病渐久，邪气较深，正气较弱，任受且攻且补；末者病魔经久，邪气侵凌，正气消残，则任受补。"并总结临床经验，指出治积不能急于求成，可以"屡攻屡补，以平为期"。

本案患者虽发现本病仅一年，但从其症状、体征分析，其患病至少

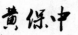

在3～5年以上，且有10年饮酒史，加速了病情进展。而成正虚邪实之证。诊断为肝瘟-肝积。证属肝郁脾虚，瘀血阻滞。治以和肝理脾，活血软坚。方以肝积汤加味。加黄芪以益气扶正，加天台乌药以行气消胀；加威灵仙、天花粉取天仙丸之意，以祛风通络解毒。后改用院内制剂和肝理脾丸及大黄蛰虫丸，服用半年病情稳定，肝功能基本正常。因此，本案可以说是上述经典理论的临床应用范例。

值得一提的是：本案患者为失代偿期肝硬化，既有黄疸，还有少量腹水，但先生并未刻意使用退黄及利水的药物，而是谨守病机，调和气血，使黄疸及腹水逐渐消退。

十、"益气养阴，温阳利水"治疗鼓胀

肝硬化，气阴两虚、血瘀水停证，治以益气养阴、温阳利水。

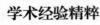

孟某，男，60岁。1996年12月25日初诊。

间断性腹胀尿少4年，加重两月余。

【初诊】患者4年前出差归来后觉腹胀、纳差，经全面检查，诊断为肝硬化腹水，并于4年前及3年前两次在本院住院治疗，均症状消失，腹水消退而出院。后在门诊服用中药治疗，病情相对平稳。2个月前晚饭后胃痛不适，经用药，疼痛缓解，但腹胀日益加重，时感胸闷、气短、乏力、身困、纳差、尿少尿黄、欲食而不能食、食则腹胀更甚。近一年来消瘦明显。1周前住院，经予益气养阴、凉血化瘀、疏利三焦等治疗，并予口服西药利尿剂、补充白蛋白，症状略减，但不能继续改善。诊时查病人：畏寒怕冷，双手发凉，精神较差，形体消瘦，面色晦滞无华，右侧卧位倦卧于床，右侧胸部4肋下叩实，听诊呼吸音减弱至消失，腹部膨隆呈蛙型，腹壁静脉曲张，肝肋下未及，脾肋下3cm，移动性浊音（＋），脐部及左侧腹股沟处分别有核桃及鸭蛋大的囊状物，按之可回纳。舌胖，暗红，苔薄，脉沉细无力。诊断：鼓胀，悬饮。患

者思虑伤脾，兼以长期腹泻，使脾失健运，水湿泛滥，久病及肾，肾失开阖，病久伤及心肝，使心肝瘀血。本病病机为气阴两虚，血瘀水停，但有脾肾阳虚之势，目前水湿较盛。治疗以温阳利水为主，予三五合剂化裁，加大桂枝、茯苓、大腹皮等温阳化气之品用量，并予生脉、参附注射液静点，以补气阴，鼓动阳气。

处方

苏　子 15g	葶苈子 24g	香　附 15	大腹皮 15g
茯　苓 24g	枳　壳 24g	炒白术 45g	桂　枝 10g
肉　桂 10g	二　丑 10g	车前草 15	川　芎 15g
丹　参 30g	川牛膝 15g		
水煎，每日服 3 次。			

另外，5% 葡萄糖 250ml，生脉注射液 40ml，参附注射液 20ml，静滴，每日 1 次。

【二诊】1997 年 1 月 29 日。以上方案应用 3 周后，患者尿量增多，体重减轻，腹胀逐渐减轻，4 周后腹已不胀，纳可，精神明显好转。腹软，移动性浊音（＋），平卧时脐部及左侧腹股沟处囊状物消失。舌红，苔薄腻，脉沉细。B 超检查胸腹水均较前减少。中药以益气养阴，化瘀利水，处方：赤白芍各 15g，麸枳壳 24g，炒白术 45g，川怀牛膝各 15g，丹参 30g，川芎 15g，车前草 15g，生牡蛎 30g，肉桂 10g，桂枝 10g，二丑 15g，生黄芪 45g，大生地 15g。煎服法同前。其他用药同前。

【三诊】1997 年 2 月 19 日。患者病情平稳，精神体力较前好转，但腹水未再减少，近日外感，咳嗽、咳痰、气喘、胸闷，胸腹水较前增加，前方加炙麻黄 6g，射干 10g，煎服法同前。其他用药同前。

【四诊】1997 年 3 月 5 日。患者腹水基本消退，但胸水消退不明显，气喘，胸闷，精神较差，乏力明显，午后尤甚。继用首诊方。改生脉为参芪注射液与参附注射液静滴，并逐渐加大参芪注射液剂量。余同前。

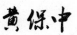

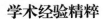
后参芪量由 20ml 逐渐加至 50ml，5 天后精神逐渐好转，气喘、胸闷、乏力改善，住院 3 个月时，腹水消退，胸水微量，疝气消失，精神、饮食可，可自行活动。继续上方案巩固治疗 1 个月出院。

【按】鼓胀为临床多发病，且为临床重症，治疗较为困难，故被古人列为"风、痨、鼓、格"四大顽症之一。多因肝脾受伤，疏泄运化失常，气血交阻，致水气内停，以腹胀大如鼓、皮色苍黄、脉络暴露为主要特征，重者可有脐孔突出。常伴乏力、纳呆、尿少、出血倾向等。患者长期患病，思想负担较重，思虑伤脾，兼以长期腹泻，使脾失健运，水湿泛滥，久病及肾，肾失开阖，病久伤及心肝、气阴，使心肝瘀血，气阴两虚，终致鼓胀。治以益气养阴，温阳利水，活血化瘀。方予三五合剂化裁，方中苏子、葶苈子，降气泻肺利水，以治胸腹积水；茯苓、白术、车前草、大腹皮健脾利水，行气消胀，促进腹水消退；且白术配枳壳，升脾降胃，使脾气得健，气机得畅，化源充足；二五通利二便，所谓"小关不通通大关，一关通，百关俱通"；肉桂、桂枝温通阳气，以利胸、腹水消退；川芎、丹参、川牛膝活血化瘀，兼顾上中下。同时以大剂量生脉、参芪、参附注射液静滴，以益气养阴助阳，扶助正气。诸药合用，共奏益气养阴、温阳利水之效。从而使体质改善，气阴得充，瘀血得去，胸腹水消退。

十一、"健脾益肾，益气养血，化瘀利水"治疗鼓胀

鼓胀病，脾肾两虚、血瘀水停证，治以健脾益肾、益气养血、化瘀利水。

> 付某，男，42 岁。2008 年 4 月 10 日初诊。
> 腹胀、尿少反复发作 10 年余。

【初诊】患者 10 年前无明显诱因出现腹胀、尿少，行腹部 B 超等检查确诊为乙肝肝硬化，在外院经利尿、支持等治疗腹水消退，因脾大、

脾功能亢进明显行脾脏切除术。术后病情相对稳定，未再重视检查及治疗。半年前无明显诱因腹胀、尿少再次出现，在外院住院治疗1周症状减轻出院，出院后腹胀、尿少时轻时重，为求中医治疗，遂来我院。刻下症：消瘦，腹胀，尿少，疲乏，失眠，食纳可，大便调。检查：精神欠佳，形体消瘦，面色萎黄少华，腹部饱满，按之如囊裹水，腹水征阳性，双下肢不肿，舌尖边红，苔薄润，六脉濡缓。就诊当日外院查B超示：肝硬化、腹水（大量）；肝功能：A/G＝30.2/35.6，余项正常；肾功能、电解质、血常规均基本正常；乙肝六项：HBsAg、HBcAb阳性；HBV－DNA＜1×10^3copy/ml。患者腹部胀大，如囊裹水，当属于"鼓胀"范畴。中医诊断：鼓胀（脾肾两虚，血瘀水停）；西医诊断：乙肝后肝硬化（失代偿期），脾脏切除术后。治法：健脾益肾，益气养血，化瘀利水。方以鼓胀汤加减，同时给予和肝理脾丸（每次1丸，每日3次）口服以醒脾健胃、疏肝通络。

处方

鳖　甲[先煎]15g	枳　壳15g	炒白术30g	赤白芍各15g
川　芎15g	车前草15g	川怀牛膝各15g	桂　枝10g
丹　参30g	生黄芪45g	大腹皮15g	二　丑9g

7剂，水煎服，每日1剂。

调护：忌酒；不宜疲劳，调畅情志；少量、多次、多样化、少渣饮食；鲤鱼赤小豆汤200ml，每日1次。

【二诊】2008年4月17日。患者服药后尿量增多，腹胀、乏力减轻，食纳可，大便通畅，睡眠好，舌尖边红，薄腻，濡缓。治疗后症状减轻，依据舌、症、脉，辨证仍属脾肾两虚，血瘀水停。守方治疗的同时，因其舌苔仍薄腻，加用生薏苡仁15g，以加强健脾利水除湿之功，7剂，水煎服，每日1剂。继服和肝理脾丸。调护同前。

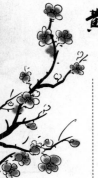
【三诊】2008 年 4 月 24 日。患者腹胀、乏力明显减轻，食纳可，大小便通畅，睡眠好。腹部平软，舌质淡红，苔薄腻，脉细滑。腹水征阳性。服药后患者症状明显减轻，治疗有效。效不更方，继予 7 剂，水煎服，每日 1 剂。同时继服和肝理脾丸。调护同前。

【四诊】2008 年 5 月 28 日。患者上次就诊时将处方保存，服药 10 剂后症状无明显不适，后又服 20 剂。近 1 周来左上腹偶有不适，腹胀、乏力不显，食纳可，二便通畅。检查：精神可，面色较前有光泽。舌质淡红，苔薄白，脉细滑。腹水征可疑。复查肝功能：ALT 54U/L，AST 56U/L，A/G = 33.2/35.1；腹部 B 超：腹水少量。患者服药后症状基本消失，治疗效果明显；复查肝功能轻度异常，考虑仍与疫毒之邪内扰有关，故中药中加升麻以祛风清热解毒，加赤小豆以解毒利尿而促进腹水消退，同时继服和肝理脾丸。调护同前。

【五诊】2008 年 6 月 12 日。患者药尽后带处方又买药 7 剂服用至今。近日偶有小腹胀，纳可，二便通畅。体重保持稳定。检查：精神可，舌边尖红，苔薄白，脉细滑。腹水征阴性，双下肢不肿。患者初诊时腹部饱满，按之如囊裹水，腹水征阳性。目前腹水基本消退。辨证当属脾肾两虚，瘀血内阻。治疗以健脾益肾、软坚活血等为法。方药调整为肝积汤，加用土茯苓以清热解毒，以期消除病因。同时继服和肝理脾丸以醒脾健胃、疏肝通络。

处方

鳖 甲[先煎]15g	枳 壳 15g	炒白术 30g	赤白芍各15g
川 芎 15g	车前草 15g	川怀牛膝各15g	丹 参 30g
生黄芪 30g	土茯苓 15g		

15 剂，水煎服，每日 1 剂。

调护：忌酒；适当活动，调畅情志；少量、多次、多样化、少渣

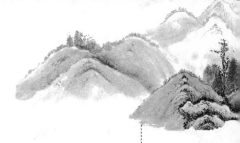

饮食。

【六诊】2008 年 8 月 7 日。患者带方买药服用至今。偶有脐周不适，食纳可，大小便通畅，睡眠好。检查：精神可，形体消瘦，面色萎黄，舌尖边红，苔根腻，六脉濡缓。调方后病情稳定，辨证准确，治疗仍以扶正祛邪为主，继用肝积汤，并加用太子参以益气扶正，加用升麻以清热解毒。继服和肝理脾丸。调护同前。

【七诊】2008 年 8 月 28 日。患者坚持服药，病情保持稳定。食纳、二便正常。B 超：脾切除术后，胆囊继发性改变，肝回声光点增强，无腹水；肝功能正常。患者治疗后病情稳定，目前以正虚、瘀血内阻为主，故治疗仍以扶正化瘀为主。给予和肝理脾丸及大黄蛰虫丸口服。大黄蛰虫丸为《金匮在略》中补虚活血化瘀的方剂，临床多用于久病正虚血瘀之证。服药后若无不适，可长期服用。给予和肝理脾丸 3 盒，每次 1 粒，每日 3 次；大黄蛰虫丸 3 盒，每次 1 粒，每日 3 次。调护同前。

【八诊】2008 年 11 月 17 日。患者坚持服药至今日，病情保持平稳，纳食二便均可，无乏力、腹胀等不适，舌红，苔薄白，脉弦滑。病情稳定，继服和肝理脾丸及大黄蛰虫丸。调护同前。

【九诊】2008 年 12 月 18 日。患者病情保持平稳，自觉无明显不适。精神可，面色如常，舌淡红，苔薄白，脉细滑。复查肝功能 ALT 43.2U/L，AST 56.6U/L。因大黄蛰虫丸组方中破血之药较多，为避免此药久用后动血，故改为血府逐瘀口服液以活血祛瘀，继服和肝理脾丸。服药后若无不适，可长期服用。给予和肝理脾丸 3 盒，每次 1 粒，每日 3 次；血府逐瘀口服液 10 盒，每次 10ml，每日 3 次。调护：忌酒类；适当活动，调畅情志；少量、多次、多样化、细软饮食，勿暴食暴饮。

【十诊】2009 年 3 月 12 日。坚持服药，病情保持稳定，相关症状不著，舌尖边稍红，苔润，脉细滑。患者病情稳定，但依据鼓胀以脾虚不运为关键、肝血瘀滞为中心、脾肾气血亏损是病程久延的必然结果的基

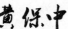
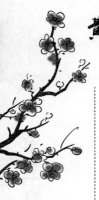

本病机，治疗仍以扶正化瘀为主；同时因其面色已正常，考虑血瘀之证改善，故减小软坚活血之力度，给予参芪五味片及复方丹参片口服。服药后若无不适，可长期服用。给予参芪五味片 5 盒，每次 4 片，每日 3 次；复方丹参片 3 瓶，每次 3 片，每日 3 次。调护同前。

【按】患者年仅 42 岁，但明确乙肝后肝硬化病史 10 余年，病后出现腹胀、尿少，近半年上述症状多次反复，伴有疲乏、失眠等。查体见形体消瘦，面色萎黄少华，腹部饱满，按之如囊裹水，舌尖边红，苔薄腻，脉濡缓。其病因为感染疫毒之邪，蕴结体内不化；病机为肝、脾、肾三脏功能失调，致气血水淤积腹内而成；病位在肝脾肾；病性为虚实夹杂。

"脾为后天之本，气血生化之源"、"水湿运化之枢纽"，结合古人"见肝之病，知肝传脾，当先实脾"之古训，考虑鼓胀病是以脾虚不运为关键，肝血瘀滞为中心，脾肾气血亏损为必然结果，故治疗当以健脾益肾、益气养血、化瘀利水为法。方选鼓胀汤，初诊方中加用生黄芪 45g 以加强健脾益气、利水消肿之功，配合口服和肝理脾丸醒脾健胃以壮气血生化之源；口服鲤鱼赤小豆汤，以"血肉有情之品"加强支持，纠正低蛋白血症而促进腹水消退。

治疗后症状减轻，二诊至四诊守方治疗的同时，根据病情变化随证加减；五诊时经过 2 个月的治疗，腹水消退，辨证当属脾肾两虚、瘀血内阻，故治疗以健脾益肾、软坚活血等为法，方药调整为肝积汤。"邪之所凑，其气必虚"，患者青年发病，考虑与正气不足、疫毒内盛有关，故治疗中不忘祛邪的同时，坚持应用益气等药以扶助正气；坚持服用和肝理脾丸以醒脾健胃、疏肝通络。

七诊后调整为中成药治疗，并根据药物作用及时调整，患者病情稳定。

此案在辨证中紧抓"湿热疫毒之邪内伏"的根本病因及"脾虚不运为关键，肝血瘀滞为中心，脾肾气血亏损为必然结果"的基本病机，立法治疗：扶正与祛邪兼顾，重视后天之本的调理，同时重视日常调护，治养结合。组方有如下特点：重视脾胃调理，扶正与祛邪兼顾，勿用峻下逐水及破血之品以免伤阴及动血。

十二、"补益脾肾，软坚活血，行气利水"治疗鼓胀

鼓胀病，为脾肾两虚、血瘀水停之证。治以补益脾肾，软坚活血，行气利水。

> 张某，男，41岁。2009年7月13日初诊。
> 腹胀、尿少反复发作7年余。

【初诊】2002年患者无明显诱因出现腹胀、尿少，在陕西省人民医院就诊，全面检查后确诊为乙肝后肝硬化失代偿期，经保肝、利尿等治疗腹胀消失、病情好转而出院。出院后腹胀、尿少多次反复，又先后多次在上述医院住院治疗，并于2005年8月在上述医院行肝脏移植术，手术顺利，术后恢复良好，并坚持服用抗排异等药物，病情相对平稳，肝功能、B超等复查结果不详。1年前擅自停用抗排异反应药物。今年2月起患者无明显诱因腹胀、尿少再次反复，在陕西省人民医院、西京医院及本院等多处就诊，给予口服中西药物（具体不详）治疗，腹胀逐日加重，期间几次查B超均示肝硬化、腹水等，肝功能AKP、GGT等明显高于正常。为求系统中医治疗，遂于今日来我科要求住院治疗。刻下症：腹胀，尿少，全身乏困，纳食尚可，喜进冰凉食物，大便通畅，无发热、腹痛、腹泻、胸闷、气短、咳嗽等不适。检查：神志清，精神差，形体消瘦，面色萎黄，身目黄染，腹胀如鼓，高于胸廓，最大腹围97cm，按之如囊裹水，青筋隐隐，双下肢水肿，舌质红，苔薄白，脉弦滑。中医诊断为鼓胀。证属脾肾两虚，血瘀水停。治以补益脾肾，软坚活血，行气利水。方以鼓胀汤加减；配合静滴生脉注射液40ml，每日1次，以益气养阴；口服呋塞米（20mg）及螺内酯（60mg），每日

3 次，以利尿。

处方

鳖 甲^{先煎}15g	枳 壳 9g	炒白术 15g	赤 芍 30g
川 芎 15g	川怀牛膝_各15g	大腹皮 10g	车前子 30g
桂 枝 9g	生 地 15g	生黄芪 30g	
3 剂，每日 1 剂。			

调护：少量、多次、多样化饮食；准确记录出入量。

【二诊】2009 年 7 月 15 日。患者腹胀略有减轻，食纳尚可，大便正常，24 小时尿量在 2000ml 左右，体重较入院时减轻 1kg，无恶心呕吐、发热、咳嗽、咳痰。检查：精神略有好转，面色萎黄，巩膜黄染无加重，双下肢水肿消退，最大腹围为 96cm，舌质红，苔薄白，脉弦滑。效不更方，7 剂，每日 1 剂。调护：注意休息，少量、多次、多样化饮食；勿贪凉。

【三诊】2009 年 7 月 22 日。患者腹胀不明显，纳食可，无乏力，大便正常，24 小时尿量仍在 2500ml 左右，睡眠好。检查：精神可，皮肤无黄染，巩膜黄染无加重，腹部饱满，平于胸廓，最大腹围 91cm，舌质红，苔薄白，脉弦滑。继用前方，7 剂。继续静滴生脉注射液，口服呋塞米、螺内酯。调护同前。

【四诊】2009 年 7 月 29 日。患者自觉无明显不适，食纳可，大便正常，小便 24 小时在 2000～2500ml 左右，睡眠好，无乏力、腹胀、头晕。检查：精神可，腹部饱满，最大腹围 84cm，如囊裹水，双下肢不肿，舌质红，苔薄白，脉弦滑。方药不变，7 剂，煎服法及调护同前。

【五诊】2009 年 8 月 5 日。患者食纳可，无腹胀、乏力，大便通畅，24 小时尿量在 2000ml 左右。检查：精神可，形体消瘦，腹平软，按之如囊裹水，最大腹围为 82cm，双下肢不肿，舌质红，苔薄白，脉弦滑。

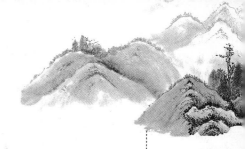

继服 7 月 29 日方 12 剂以巩固疗效。

【按】湿热疫毒内侵是病毒性肝病的主要致病因素，肝胆脾胃不和是脏腑病变的基础，气滞血瘀是病变发展的基本过程，阴阳气血亏损是病程久延的必然结果。鼓胀病形成后其病性均为虚实夹杂，治疗当以扶正与祛邪兼顾。

本案治疗以鼓胀汤补益脾肾、软坚活血、行气利水，重用黄芪以补气利水，加用生地养阴生津以防出现利水后阴伤之证；配合静滴生脉注射液以益气养阴，治疗后病情好转。后因患者症状逐日减轻，故一直守方服用，直至症状消失。

疾病治疗中，只要患者症状减轻，辨证未变，可守方治疗，不一定每次均要调方加用，使初学者难以掌握。

本案患者为失代偿期肝硬化肝移植术后再次成为失代偿期肝硬化，目前此类病人临床相对较少，且因移植后抗排异药应用等因素的影响，患者各方面情况与一般肝硬化病人有多大区别，尚无明确的结论。因此在此类病人的治疗上，许多医生缩手缩脚。然无论如何，我们治疗的仍然是人，其生理、病理仍然与普通人一致。本案的辨证治疗过程充分说明了这一点。

十三、"疏利三焦，健脾利水"治疗鼓胀悬饮

脂肪性肝硬化（失代偿期），为肝郁脾虚、血瘀水停之证，治以疏利三焦、健脾利水。

> 王某，男，62 岁。2009 年 3 月 28 日初诊。
> 间断性乏力、身困 9 年，腹胀、尿少 4 年，咳嗽、气喘 1 周。

【初诊】患者于 2000 年因饮食不慎，出现呕血，在铁路中心医院诊断为肝硬化并上消化道大出血。予止血、支持、对症等治疗，出血止，但时有乏力、身困。1 个月后再次出现呕血，经治出血止。建议行脾切

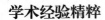
除术，但未能施行。2001 年频繁牙龈出血，在交大一附院行脾切除术，症状改善，未再进一步治疗。2005 年 12 月起无明显诱因多次出现神识不清、言语错乱，甚至间隔 5 天左右即出现上述症状。多次在交大一附院住院，诊断为肝硬化失代偿期，肝性脑病，予保肝、抗肝昏迷、降低门脉压及输血、补液支持等治疗，每次均病情好转出院。有时家属自行灌肠后症状亦可改善。时有乏力、身困、腹胀、尿少、双下肢水肿，服用利尿药后腹胀减轻。于 2008 年 4 月以后间断在我科住院治疗，经予保肝、支持及中药灌肠治疗 1 个月，患者自感精神、体力较前明显改善。但出院后不久即又反复多次，因饮食不慎出现神识不清、行为错乱，又在我科住院治疗，均好转出院。近 3 个月经限制饮食及持续服用中药，再未出现昏迷。1 周前出现咳嗽、气喘，症状逐渐加重，故再次前来住院。诉时有咳嗽，动则气喘、气短、胸闷，活动后加剧，不能平卧。诊时见其形体较胖，面色晦滞，白睛微黄，腹部膨隆，腹壁青筋暴露，腹部正中可见一长约 18cm 手术瘢痕，舌质红，苔薄腻，脉弦细滑。胸透：主动脉心影，右侧胸腔积液（大量），支气管炎。诊断为鼓胀，悬饮。证属肝郁脾虚，血瘀水停。此为酒食不节，感受湿热之邪，久蕴体内不化，致肝失疏泄，脾失健运，瘀血阻滞，水湿内停而成鼓胀，故见乏力、身困、面色晦滞、腹部膨隆等症。水湿之邪上犯心肺，而成悬饮之证，故时有咳嗽，动则气喘、气短、胸闷，活动后加剧，不能平卧。治宜疏利三焦，健脾利水。拟方疏通合剂加减。

处方

葶苈子 30g	苏 子 15g	莱菔子 15g	大腹皮 15g
茯 苓 15g	枳 实 30g	炒白术 24g	猪 苓 15g
泽 泻 15g	桂 枝 10g	川牛膝 15g	生黄芪 30g

5 剂，水煎服，每日 1 剂。

另外，配合螺内酯 80mg 口服，每日 2 次；5% 葡萄糖 250ml，丹红注射液 20ml 静点，每日 1 次；5% 葡萄糖 250ml，还原性谷胱甘肽 1.2g 静点，每日 1 次；间断输注蛋白、血浆。防外感，注意休息，饮食清淡、多样化。

【二诊】2009 年 4 月 1 日。患者气喘明显改善，体力增加，纳食可，尿量可，体重较前下降 2kg，无腿软、头昏，夜寐可。面色较前改善，舌质红，苔薄白，脉弦细滑。肝功能：TB 10.4μmol/L，DB 5.1μmol/L，ALT 12U/L，AST 64U/L，AKP 147U/L，GGT 74U/L，ALB/GLO = 33.8/51.1。效不更方，继用前方药，7 剂，其他治疗及调护同前。

【三诊】2009 年 4 月 8 日。患者平卧无气喘、心慌等，纳食可，尿量尚可，大便通畅。但感乏困，活动后气短，面色略晦，精神稍差，舌红，苔薄白，脉沉弦。水湿之邪渐退，正虚明显，前方改生黄芪 45g 以益气扶正。其他治疗及调护同前。

【四诊】2009 年 4 月 15 日。患者自感精神、饮食、体力均可，无胸闷、咳嗽、气短现象，适度活动后亦未感心慌、气喘。体重平稳下降，尿量可，夜寐可，纳可，二便通畅，舌质红，苔薄白，脉滑缓。复查胸片：右侧胸腔积液（少量）。前方继用。门诊治疗。调护同前。

【按】现代社会，脂肪性肝硬化越来越多，给社会带来巨大的经济负担，严重地影响着患者的生活质量。肝硬化合并腹水在临床较为多见，而合并胸水并不多见。现代医学对于此类疾病多采用穿刺放水的办法，虽可缓解一时之不适，但并未完全解决问题。且随着胸腹水的放出，许多营养物质亦随之排出，多次放水之后，病人体质明显下降，胸腹水更容易反复。中医辨证论治，可以兼顾局部与整体，扶正与利水并举，具有较好的疗效。

本患者酒食不节，感受湿热之邪，久蕴体内不化，致肝失疏泄，脾失健运，瘀血阻滞，水湿内停，故见乏力、身困、面色晦滞、腹部膨隆等症。水湿之邪上犯心肺，故时有咳嗽，动则气喘、气短、胸闷，活动后加剧，不能平卧。本病虽为本虚（脾虚）标实（肝郁、血瘀、水

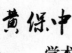

湿），病位涉及肝、脾、肾、肺、心五脏，但这些因素相互影响，使三焦不利，气道闭塞，水湿停聚，而成鼓胀、悬饮之证。故治疗上予以疏利三焦，健脾利水。自拟疏通合剂加减。本方是在三五合剂（五子饮、五皮饮、五苓散）的基础上化裁而来。方中葶苈子、苏子、莱菔子泻肺利水，降气化痰，以治上；枳壳、白术升脾降胃，大腹皮行气利水以治中；茯苓、白术、猪苓、泽泻、桂枝组成五苓散，温阳化气，利水渗湿以治下；川牛膝活血利水，生黄芪益气健脾，利水渗湿。诸药合用，从而使三焦通利，脾气健运，水湿消退。

本案患者素体肥胖，多湿多痰多气虚，故治疗时必用桂枝以通阳化气，同时加黄芪以健脾益气利水。并配以蛋白、血浆等血肉有情之品输入，从而使正气来复，水饮消退，病情好转。

肺病医案

一、"宽胸理气，健脾化痰"治疗肺胀

慢性肺气肿反复咳喘、胸闷、气短，辨为气虚痰瘀、痰气交阻证。治以蒌贝六君子汤加减以宽胸理气、健脾化痰。

> 范某，男，76岁。2008年10月24日初诊。
> 咳喘、胸闷、气短反复发作5年，加重1天。

【初诊】5年前患者因受凉、劳累出现咳嗽、气喘、胸闷、气短、咳嗽，在市中心医院住院诊断为慢性肺气肿、肺心病、冠心病，经吸氧、消炎、平喘、扩血管、利尿、营养心肌治疗症状可减轻，后病情时

有发作，反复在市中心医院住院治疗。1 天前因劳累咳喘、胸闷、气短加重，活动后明显，汗出，腹胀纳差，日常行动受限，因多次西医治疗病情难以稳定，遂来求中医治疗。刻下症：形体消瘦，语声低微，面色萎黄，目下如卧蚕，唇甲轻度青紫，咳喘，胸闷，气短，咳嗽，咯少量白黏痰，身困乏力，腹胀纳食少，汗出明显，心慌，大便可，小便少，夜寐差，舌暗红，苔薄腻，脉细滑。喉中无哮鸣音，胸部膨满，动则喘息，时有呻吟。中医诊断：肺胀（慢性支气管炎并肺气肿）。证属气虚痰瘀，痰气交阻。肺、脾、肾、气虚，痰湿内生，阻塞肺气，痰气交阻，壅塞气道，则生咳喘；肺病及心，肺助心行血功能失常，则见气虚血瘀证；气虚纳少，气血乏源，则病情反复发作、消瘦无力。治疗以健脾化痰，宽胸理气为主，佐以活血补血之品。方用蒌贝六君子汤加减。

处方

全瓜蒌 15g	浙贝母 10g	党　参 30g	茯　苓 15g
炒白术 15g	陈　皮 12g	半　夏 10g	桑白皮 15g
炙甘草 10g	丹　参 15g		

7 剂，水煎服，每日 1 剂，每日 3 次，每次 150ml。

【二诊】2008 年 10 月 30 日。患者用药后主症明显减轻，饮食增加，治疗有效，辨证仍为肺、脾、肾气虚，痰浊内阻，以脾气虚为主。复感外邪，出现咽部不适，咽腔红，为风邪侵袭清道，肺气失宣。治疗在原方上加柑橘汤，改炙甘草为生甘草，生甘草 6g，桔梗 15g，合用以疏风散邪，利咽止咳。久病气虚，配合黄芪针行双足三里穴位注射，针药合用，加强了健脾益气之功。7 剂，水煎服，煎服法同前。

【三诊】2008 年 11 月 7 日。患者药后病情好转稳定，无咳喘，可出院在门诊治疗，治疗仍以健脾化痰益气为主，方用蒌贝六君子汤或以同等功效的中成药长期口服。患者同意口服补中益气丸，健脾益气。

【四诊】2008 年 11 月 14 日。患者病情无复发，虚损症状均减轻，

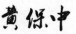

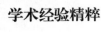

继续口服补中益气丸补中益气，巩固疗效。

随访3个月，病情无复发加重，无感冒。

【按】肺胀的基本病机是肺脏反复受邪，气机阻闭，宣降失司，痰浊内阻，肺气壅滞，气道不畅。久而不愈，伤损肺气，使其生理功能减退，肺叶胀满不能敛降。其病位在肺，继则涉及脾肾。肺、脾、肾虚为本，气逆、痰浊、血瘀等为标。治疗应标本同治。本案患者咳喘、胸闷、气短，伴咯少量白黏痰，身困乏力，腹胀纳食少，汗出明显，心慌，大便可，小便少，夜寐差，胸部膨满，舌暗红，苔薄腻，脉细滑。患者自觉气喘为重，但喉中无哮鸣音，临床所见形体消瘦，面色萎黄，目下如卧蚕，身困乏力，动则喘息，腹胀纳食少等脾虚症状较突出，并有口唇爪甲轻度青紫征象，为气虚痰瘀、痰气交阻证。治疗以健脾化痰，宽胸理气为主，佐以活血补血之品。方用蒌贝六君子汤加减。全瓜蒌、浙贝母宽胸理气，化痰散结，起到了消痰理气作用。如庞安常说"善治痰者，不治痰而治气，气顺则一身之津液亦随气而顺矣"。六君子汤益气健脾，燥湿化痰。本案辨证抓住痰、气、虚、瘀的特点，治疗重在固胃健脾药与化痰药同用，而未直接用平喘补肾药，后期坚持用补中益气丸调理，补中益气，意在补脾胃后天之本，气血之源，气血充盛则肺肾得以濡养。久病多瘀，舌质暗，口唇爪甲轻度青紫，故佐以丹参活血补血，防止病情传变。体虚易感冒，配合黄芪针双足三里穴位注射，针药合用，加强了健脾益气之功，可以增强机体免疫力，防止感冒和病情复发。

二、"宽胸理气，清热化痰"治疗肺胀

反复咳嗽、咳痰、气喘，为痰热壅肺、痰气交阻证，治以蒌贝枳桔二陈汤加，以减宽胸理气、清热化痰。

> 吴某，女，74岁。2009年7月14日初诊。
> 咳嗽、咳痰43年，气喘5年，加重1周。

【初诊】43 年前，患者因受凉出现咯血，咳嗽，咳痰，在唐都医院做支气管碘油造影提示支气管扩张，经抗炎止血等中西药物治疗后，咯血逐渐消失，自 1980 年至今未再咯血。但受凉或劳累后，咳嗽、咳痰常反复发作，逐年加重。5 年前出现气短、气喘，常服止咳化痰平喘药物，间断住院治疗，诊断为支气管扩张并感染、慢性阻塞性肺气肿，病情时有加重。1 周前受凉再次复发，自服"阿莫西林"、"氨茶碱"，症状缓解不明显。刻下症：咳嗽，晨起为重，咳痰，咳大量黄白黏痰，无痰中带血，咽干痒，气短气喘，动则加重，无发热，纳食少，大便干，2～3 日一解，小便正常，夜寐差，时有胸闷、心慌发作，口唇、爪甲轻度发紫，呼吸略急促，舌质暗红，苔白腻，脉沉细。双肺呼吸音粗，可闻及广泛湿啰音及散在干啰音，心率 98 次/分，律齐，未闻及病理性杂音。血常规：WBC $8.4 \times 10^9/L$，中性粒细胞比率 76.4%；胸片：双肺支气管扩张，双肺炎征，右侧明显；肺气肿。中医诊断：肺胀（痰热壅肺，痰气交阻）。治法：清热化痰，宽胸理气。方用蒌贝枳桔二陈汤加减。

处方

全瓜蒌20g	浙贝母10g	枳 壳12g	桔 梗15g
陈 皮12g	云 苓20g	法半夏10g	炒白术15g
天竺黄12g	干地龙10g	生甘草6g	

4 剂，水煎服，煎 2 次，共取药汁约 450ml，分 3 次服，每次150ml。

【二诊】2009 年 7 月 17 日。患者口服 7 剂后，心慌消失，大便一日一次，稍干，气喘、气短、咳嗽症状明显缓解，黄痰减少，仍有胸闷、咽部不适有异物感，咽干，饮食较前略有增加。双肺干啰音消失，仍可闻及湿啰音。口唇爪甲轻度发紫，呼吸平稳。舌质暗红，苔白腻，脉沉细。此肺热征象减轻，为痰气交阻，兼气虚血瘀。当增加活血药，故在

原方基础上加丹参15g，7剂，煎服法同前。

【三诊】2009年7月24日。患者服前方后，气喘、黄痰消失，胸闷、气短、咳嗽症状进一步缓解，咽部不适，咯白黏痰，饮食较前增加，二便正常，口唇、爪甲发紫好转，双肺湿啰音未消，舌质暗红，苔薄腻，脉细滑。此肺热征象消失，仍为痰气交阻，兼气虚血瘀。当减少清热化痰药，故在上方基础上去天竺黄。咽部不适，见咽部轻度发红，未见乳蛾肿大，考虑仍为痰气交阻，在原化痰散结的基础上加疏风利咽止咳药牛蒡子12g。7剂，煎服法同前。

【四诊】2009年7月31日。药后，患者纳食增加，偶有咳嗽咳痰，痰白，量少，二便正常，口唇、爪甲暗红无青紫，舌质红，苔薄白，脉细滑。平素易感冒。患者自觉已回复到近2年来的最佳状态。复查血常规正常，胸片显示：双侧肺部炎症消失，支气管扩张、肺气肿影像仍存在。双肺干啰音消失，湿啰音范围减小。此时痰热瘀积症状大部去除，气虚之症缓解，仍为虚实夹杂证。治疗以宽胸理气散结，健脾益气化痰为法。方用蒌贝枳桔六君子汤口服。

处方

全瓜蒌15g	浙贝母10g	枳　壳12g	桔　梗15g
陈　皮12g	半夏曲12g	茯　苓15g	党　参15g
黄　芪15g	生甘草6g		

10剂，水煎服。

同时配合中药于肺俞、膈俞、心俞穴行穴位贴敷，加直流电离子导入治疗，补肺益气，预防感冒，每周1次。煎服法同前。

【五诊】2009年8月14日。患者服上药10剂后停药。坚持肺俞、膈俞、心俞穴穴位贴敷治疗已2次。病情稳定，偶咳，咯少量白痰，剧烈活动后气短，无气喘，纳食一般，二便正常，近期无感冒，舌质淡红，苔薄白，脉细。患者准备继续贴药巩固疗效。嘱次日出院，口服玉

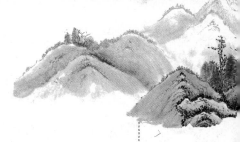

屏风胶囊及补中益气丸治疗。

电话或来诊，随访 3 个月，病情稳定，无复发加重，无感冒。

【按】《内经》云："肺不伤不咳，脾不伤不久咳，肾不伤不咳喘"。此病的发生，多因肺虚，痰浊潴留，每因感受外邪而发作。病理因素主要为痰浊壅塞，气机失常，痰气交阻。痰的产生，病初由肺气郁闭，气不布津；病进则"子盗母气"致脾失健运，津液不归化而成痰；日久逐渐发展为肺虚不能化津，脾虚不能转输，肾虚不能蒸化，痰浊潴留，喘咳持续不已。肺胀迁延不愈，反复加重，肺气阻滞，宣降失常，必会影响肺助心行血的作用，而发生痰瘀阻滞证，使气机更加壅塞不畅。本案咳嗽，咳大量黄白黏痰，黄痰多，白痰少，咽干痒，气短气喘，动则加重，无发热，纳食少，大便干，2～3 日一解，夜寐差，时有胸闷、心慌发作，口唇、爪甲轻度发紫，呼吸略急促，舌质暗红，苔白腻，脉沉细。此均为痰热阻肺，气虚血瘀，痰气交阻，肺气壅塞不通，而为咳喘。

一诊之方，全瓜蒌、浙贝母、天竺黄、干地龙清热化痰散结，宽胸理气通络；桔梗、枳壳，一升一降，桔梗宣肺，既可宣散壅塞之肺气，又可载药上行达肺；枳壳行气畅中，枳壳与白术配伍，取枳术丸之意，健脾消痞，升清降浊；"脾为生痰之源，肺为贮痰之器"，方中陈皮、云苓、法半夏、炒白术，健脾益气化痰，以绝生痰之源；肺与大肠相表里，肺气壅塞，腑气不通，则气短喘咳不止，若腑气通，肺气宣散，则咳喘自平。方中全瓜蒌、炒白术、枳壳配伍，通腑泄热，使邪有出路。此方着重解决"痰"、"气"问题，切中病理要害。

二诊心慌消失，气喘、气短、咳嗽症状明显缓解，大便已通，黄痰减少，此肺热征象减轻；舌质暗红，口唇、爪甲青紫缓解不明显，因久病多瘀。上方中虽然有地龙，但活血力度不足，故再加丹参活血补血，瘀滞减轻，气血运行即通畅。

三诊气喘、黄痰消失，胸闷、气短、咳嗽症状进一步缓解，咯白黏

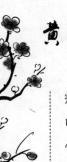

痰，饮食较前增加，二便正常，口唇、爪甲发紫好转，肺热征象消失，中病即止，故去天竺黄、减少全瓜蒌的用量，因久病脾气虚，要顾护胃气，防止苦寒伤胃。四诊、五诊仍为标本同治，但治疗重点在顾护胃气。方选蒌贝六君子汤加减。正如《医宗必读》中说："脾为生痰之源，治痰不理脾胃，非其治也。"故在治疗痰病时既要消除已生之痰，也要着眼于生痰之本。"善治痰者，唯能使之不生，方是补天之手。"

　　本案辨证治疗中着重解决"痰"、"气"问题，切中病机要害。确立宽胸理气、清热化痰的治疗大法，并贯穿疾病的始终。组方特点：治疗前后均有宽胸理气的全瓜蒌，化痰散结的浙贝母，行气畅中的枳壳、白术，健脾化痰的二陈汤。疾病发作期重用清热化痰药，适当配伍应用活血药，缓解期重用健脾益气药。祛邪不伤正，补益不滋腻。治痰不忘理气，消痰不忘治其本。

肾病医案

一、"祛风散热，清肺利咽"治疗尿血

尿血，咽痛，心肺蕴热证，治以祛风散热、清肺利咽。

> 石某，男，8岁。2007年8月16日初诊。
> 小便黄赤伴咽痛1周，加重2天。

【初诊】患儿1周前无明显诱因出现小便黄赤，且感咽痛、口干欲饮。近2日来，症状明显加重。查尿常规：隐血（＋＋），血常规、泌尿系B超均无明显异常。家长因惧怕西药副作用，慕名前来就诊。现小

便黄赤，但无尿频、尿急、尿痛，咽痛，口干欲饮，饮食尚可，大便通畅。家长诉平时体虚易感。患儿面色淡白，形体适中，咽红，双扁桃体无肿大，舌边尖红，苔薄白，六脉浮缓。诊断为血证-尿血。证属心肺蕴热。此为体质虚弱，风热之邪乘虚而入，蕴于心肺，伤及咽喉，灼伤津液，热蕴膀胱，损伤脉络而致。治当祛风散热，清肺利咽。

处方

防　风 6g	蝉　蜕 10g	生石膏 15g	知　母 6g
生甘草 10g	赤小豆 10g		

4 剂，水煎，少量频服。

【二诊】2007 年 8 月 20 日。药后症状改善不明显，前方加射干 6g，3 剂，煎服法同前。

【三诊】2007 年 8 月 23 日。患儿咽痛明显减轻，口渴改善，但尿常规隐血（＋＋）。舌脉同前，前方加仙鹤草 15g，7 剂，煎服法同前。

【四诊】2007 年 8 月 30 日。症状消失，小便色变淡，舌淡红，苔薄白，脉沉缓。查尿常规：隐血（＋）。方药调整如下：防风 6g，蝉蜕 10g，桔梗 10g，仙鹤草 15g，生甘草 10g，赤小豆 6g。3 剂，煎服法同前。

【五诊】2007 年 9 月 3 日。患儿无明显不适，查尿常规：隐血（＋），前方继用，5 剂。煎服法同前。

【六诊】2007 年 9 月 17 日。连服 10 余剂后觉佳，查尿常规完全正常，隐血（－）。舌淡红，苔薄白，脉缓而软。处方：防风 6g，蝉蜕 10g，桔梗 10g，生甘草 10g，7 剂，水煎，少量频服，以巩固疗效。

【随访】2008 年 3 月，家长因病就诊，诉其子多次查尿常规均正常，感冒亦较前明显减少。

【按】尿血可见于临床多种疾病。中医临床辨证多分为下焦热盛、肾虚火旺、脾不统血、肾气不固 4 型。《太平圣惠方·治尿血诸方》

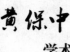

曰："夫尿血者，是膀胱有客热，血渗于脬故也。血得热而妄行，故因热流散，渗于脬内而尿血。"患者年少体虚，感受风热之邪，灼伤津液，伤及咽喉，上蕴心肺，下注膀胱，灼伤血络，而致尿血。故予"祛风散热，清肺利咽"之治。方中防风、蝉蜕疏散风热，利咽开音，同时取"过敏煎"之意，治疗各种变态反应性疾病；石膏、知母清热泻火，滋阴润燥；生甘草清热解毒，治疗咽喉疼痛，同时调和诸药；赤小豆燥湿健脾，清热利尿。诸药合用，使风热去，咽喉利。最后更用一味仙鹤草收敛止血，使灼伤的血络得以修复；还能补虚，强壮体质，从而避免再次发病。

二、"宽胸除痹利水"治疗胸痹水肿

扩张性心肌病、慢性肾炎，心肾不足阳虚水泛证，治以宽胸除痹利水。

> 杨某，男，45岁。2007年8月9日初诊。
> 胸闷气短，双下肢水肿1年余。

【初诊】1年前患者无明显诱因出现胸闷、气短，曾在附近医院服药治疗，但效果欠佳。于1个月前症状明显加重，在西京医院心内科住院治疗，诊断为扩张性心肌病，高血压病3级（极高危），慢性肾炎，经治好转出院。出院后1周，又出现胸闷、气短、双下肢水肿，双侧腰部酸困疼痛，小便疼痛，有烧灼感。诊时见其面色无华，颜面虚浮，形寒怕冷，双下肢中度凹陷性水肿，舌淡暗，苔薄白，脉濡缓。诊断为胸痹，水肿。证属心肾不足，阳虚水泛。此为病久体虚，损伤心肾阳气，使心失温养，肾气虚衰，阳不化气，故见胸闷气短、面色无华、颜面虚浮、形寒怕冷、下肢水肿等心肾不足、阳虚水泛之证。治以宽胸除痹利水。自拟方：

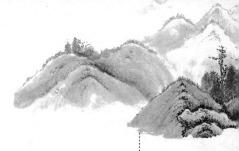

处方

木防己 10g	全瓜蒌 15	太子参 15g	丹　参 15g
生黄芪 24g	车前草 10g	仙　茅 6g	

7剂，水煎，分3次服。

【二诊】2007年8月16日。胸闷、气短好转，余同前。加丝瓜络10g，大腹皮15g，煎服法同前。

【三诊】2007年8月30日。双下肢水肿减轻，偶有胸闷不适感，余同前。处方全瓜蒌15，太子参15g，丹参15g，枳壳12g，炒白术24g，橘红10g，丝瓜络10g，煎服法同前。

【四诊】2007年9月22日。症状缓解，但小便仍有涩痛感，加赤小豆10g。

【五诊】2007年10月8日。症状消失，嘱继服前方巩固疗效，同时加用复方丹参片，长期服用。

【按】胸痹、水肿均为临床常见病证。胸痹轻者仅感胸闷如窒，呼吸欠畅，重者则有胸痛。可伴有气短、心慌等。水肿多以眼睑、头面、四肢、腹背甚至全身水肿为特征。患者诊断符合以上特征。《类证治裁·胸痹》云："胸痹胸中阳微不运，久则阴乘阳位而为痹结也，其症胸满喘息，短气不利，痛引心背。"病久体虚，损伤心肾阳气，使心失温养，气机痹阻，血行瘀滞而致胸痹；肾气虚衰，阳不化气，水湿下聚，而成水肿。故二病同治，以宽胸除痹利水，方中全瓜蒌宽胸除痹；丹参活血化瘀，消除痹痛；太子参、黄芪补益心肾之气；同时黄芪与防己、车前草协同以利水消肿；更配以仙茅温肾助阳。后期加用橘红、丝瓜络以化痰通络，赤小豆以利尿通淋，从而使心肾阳气来复，水肿得消，病情得以控制好转。

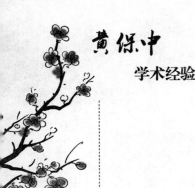

热病医案

一、"通腹泻热开窍"治疗中枢性高热

中枢性发热，证属瘀热痰浊上扰、气血两燔，治以通腑泄热、活血化瘀、通络开窍。

> 李某，女，34岁。1992年2月15日初诊
> 颅脑胆脂瘤切除术后2个半月，高烧2个月。

【初诊】患者于1年前无明显原因时有头痛、头晕，于1991年11月16日在陕西省人民医院住院。经全面检查，诊断为颅脑胆脂瘤。同年11月24日在全麻下切除了四脑室胆脂瘤。术后两周并发脑膜炎，高热38.4℃～39.0℃，腰穿脑压250mmH$_2$O，CSF黄混，有核细胞750个/mm^3，以中性粒细胞为主。给予先锋霉素V、磺胺药、菌必治、物理降温，每日上下午各腰穿一次，放CST降颅压减轻头痛、呕吐，并鞘内注射庆大霉素（2万单位）。但术后58天仍高热不退，脑压仍为280mmH$_2$O，CSF细胞数120个/mm^3，以淋巴细胞优势。6次CSF培养无细菌生长。1992年1月22日作脑室-腹腔分流术。术后头痛缓解，呕吐停止，但高热不退。术后6天体温达39.4℃，腰穿脑压180mmH$_2$O，CSF化验色泽正常，细胞数17个/mm^3。2月15日高热40℃，出现复视，眼球震颤，四肢共济失调，并面色潮红，大便秘结，舌质红绛，苔黄腻，脉滑数等症。2月15日中医会诊，诊断为高热，辨证属瘀热痰浊上扰，气血两燔。治疗：①调胃承气汤鼻饲，通腹泄热。②应急背俞

穴刮痧一次。③处方：升麻 15g，石菖蒲 15g，远志 15g，丹参 30g，地龙 15g，钩藤 15g，以活血化瘀，通络开窍，以治其本。

【随访】当晚体温降至 38.8℃，二日内体温正常。病人饮食起居逐渐正常。

【按】以往西医用冬眠低温治疗中枢性高烧，可以降低脑代谢，减轻脑水肿，降低颅内压并缓和机体对高烧或毒素的反应过程，有利于脑功能的恢复。但对于处于抑制状态的高血压脑病出血或外伤病人，再用冬眠低温会加深其抑制，不利于脑功能的恢复。特别是冬眠灵抑制 ATP 酶系统活性作用，不利脑水肿的治疗，同时冬眠合剂有抑制呼吸和降低血压作用，对有高血压、脑动脉硬化和冠心病者，可形成心脑缺血性并发症之虞，而且有并发脑炎危险，所以近多年来已不用冬眠低温治疗。

中枢性高烧，无论外伤所致或内因所起，都反映了脑部病变，亦属中医心脑病证。"心主神志"，"脑为元神之府"，主宰人体精神意识思维活动，故凡病变涉及，临床常见于中风、痉症、昏迷等病。宏观、整体、辩证地看，为脏腑失调，阴阳失衡，气血逆乱，水湿代谢障碍，痰瘀痹阻于脑所致。急性起病，术后再发，不外风、痰、火、瘀之病因病机。以清热、活血、化痰、开窍为基本治则。而其高热的形成多由气血逆乱、痰瘀闭阻、气机障碍，"气有余是火"，因火郁而发热。急则治标，本着"脏病泻腑"、"上病下取"的法则，刮痧于背。背为太阳经脉所布，背俞穴为脏腑之门户，故疏通经络，引邪外出，调节脏腑。通下可去积、去热，因势利导，通利气机。总体标本兼顾，急缓并举，顿挫热势，挽回危机。临床实践验证中医对中枢性高热的治疗是有效的。

二、"分消三焦"治发热

全身发热数十年，因劳累加重 7 年，辨为内伤发热、湿热内蕴证。治以分消三焦湿热，方用甘露消毒丹加减。

黄保中

学术经验精粹

李某，男，32岁。2009年3月12日就诊。

全身发热数十年，加重7年。

【初诊】患者于儿时起即全身发热，但体温正常，一直未予重视。7年前因学习劳累，自觉全身发热加重，发热不定时，午后较多，倦怠，头晕头重，无恶寒，汗出不畅，体温正常，常反复出现咽部干痛不适，纳差，且食冷则腹泻，眠中易醒，体力较前下降，易疲劳，小便黄，大便时干时稀。间断外院治疗效不佳，遂求中医治疗。刻下症：自觉全身发热，体温正常，发热不定时，午后较多，倦怠，头晕头重，无恶寒，汗出不畅，口咽部干痛不适，纳差，眠中易醒，易疲劳，小便黄，大便时干时稀，形体略胖，面色萎黄，口唇发红，肌肤湿热，舌淡红，苔厚腻，脉滑。中医诊断：内伤发热。证属湿热内蕴。治法：分消三焦湿热。方用甘露消毒丹。

处方

射　干 10g	贝　母 10g	连　翘 12g	茵　陈 12g
滑　石 15g	生薏苡仁 15g	佩兰叶 10g	生甘草 6g

7剂，水煎服。煎2次，共取药汁约450ml，每日分3次服，每次150ml。

嘱少食多餐，饮食多样化。

【二诊】2009年3月19日。患者服药后发热倦怠乏力减轻，咽部干燥不适，大小便通畅，全身舒畅，时有头晕，休息后改善，夜寐可，舌暗红，苔薄，脉弦细。药后症状均改善，湿热未尽，继续清利湿热治疗，故继用前方加赤小豆12g，加强清利湿热之力。7剂，水煎服。

【三诊】2009年3月26日。患者仍有身热，手热减轻，口唇色变淡，小便利，眠好，舌暗红，苔薄，脉弦细滑。继续通利三焦，继用前方，加藿香10g，芳香化湿。7剂，每日1剂。嘱少食多餐，忌酒。

【四诊】2009 年 4 月 2 日。患者身热较前明显改善，已不明显。但觉全身困乏，纳可，食量增加，余无不适。舌红，苔薄，脉濡细。继用甘露消毒丹加减，前方去藿香加苍术 12g，加强健脾除湿之力。5 剂巩固疗效。

【五诊】2009 年 6 月 4 日。2 个月后随访：患者已停药 2 个月无复发，饮食二便正常，无发热等不适。舌淡红，苔薄腻，脉细有力。病情痊愈，停药。嘱饮食多样化，少量多餐，勿过劳，忌生冷、油腻食品。

【按】内伤发热是临床常见疾病之一，多由情志、饮食、劳倦等内因所引起，亦有少数始为外感，久则导致脏腑亏虚而引起者。其病机主要为气血阴精亏虚，脏腑功能失调。临床疗效欠佳，常易反复，难以根治。

本案患者为青年男性，以"全身发热数十年，加重 7 年"为主诉就诊。症见全身发热，发热不定时，午后较多，倦怠，头晕头重，无恶寒，汗出不畅，口咽部干痛不适，纳差，眠中易醒，易疲劳，小便黄，大便时干时稀，食冷则腹泻，形体略胖，面色萎黄，口唇发红，肌肤湿热，舌淡红，苔厚腻，脉滑。劳累症状加重。患者年轻，劳累伤气，思虑伤脾，致湿邪内郁化热，湿热交蒸，则身热倦怠，汗出不畅；热邪上攻，反复出现咽部干痛不适，头晕头重；湿邪阻滞气机则常见口咽发干；湿热下注则小便黄；脾虚湿盛，则纳差，易疲劳，食冷则腹泻，眠中易醒。舌淡红，苔厚腻，脉滑为气虚湿热内蕴之象。辨证为内伤发热，证属湿热内蕴，治宜分消三焦湿热。

湿热发热应与阴虚、气虚发热鉴别。由于湿为阴邪，阴邪自旺于阴分，故午后身热多见，加之湿邪郁遏，津气难于上供，可出现口咽舌干燥之症，易误认为阴虚，如果用柔润阴药，二阴相合，遂有固结不可解之势。另外，由于湿邪阻滞气机，常有脘闷少气、体沉、乏力、纳差等症状，常易误认为气虚发热，若用甘温益气之品，必致气机更加郁滞，湿热更加不化。

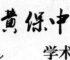

本案抓住病机关键，审证求因，辨为湿郁发热，方用甘露消毒丹加减。药用射干、贝母、连翘解毒利咽，治上焦之热；茵陈、生薏仁、佩兰叶清利中焦湿热；滑石、赤小豆解毒，清利下焦湿热；生甘草清热解毒，调和诸药。全方用药简单，配伍合理，三焦同治，取得了较好效果。

杂病医案

一、"补益心脾"治疗失眠多梦

失眠多梦，心脾两虚证，治以补益心脾。

> 张某，女，36 岁。2007 年 10 月 15 日初诊。
> 夜梦多 1 月余。

【初诊】患者诉近 1 个月来夜梦多，入睡即梦，乏力，纳食乏味，食后腹胀，二便正常。未经任何治疗。平素性格内向。就诊时见其面色少华，精神疲惫，诉身困乏力，纳食乏味，腹胀。舌淡胖，苔薄腻，脉弦滑。诊断为多梦不寐。证属心脾两虚证。治以补益心脾，自拟方，方药如下：

处方

党 参15g	丹 参15g	炒酸枣仁15g	茯 神12g
龙 骨15g	石 菖蒲12g	生黄芪15g	川牛膝15g
桃 仁10g	生薏苡仁15g		

7 剂，水煎服。

【二诊】2007 年 10 月 22 日。患者面色较前红润，精神好转，诉服药后夜梦减少，睡眠质量提高，饮食、二便正常。舌淡胖，苔薄，脉濡缓。考虑辨证用药准确，效不更方，继服 1 周。

【随访】1 个月后随访，患者服药 2 周，夜梦明显减少，精神明显好转，遂停药，1 个月以来睡眠质量明显提高。

【按】失眠多梦系临床常见之症。历代医家迭有发明，究其机理，无外虚实二端。患者夜梦多，但所梦无非琐碎之梦，并无惊恐、大喜大悲之情，且患者醒后乏力，加之纳食乏味，综合舌脉之象可断定为虚证之心脾两虚。该患者为青壮年，何来多梦？究其原因，患者正值工作、生活压力较大，思虑、劳倦过度，日久伤及心脾，导致气血失调。《内经》所谓："胃不和则卧不安"。故治疗应以益气健脾、养心安神。方中党参、黄芪以益气健脾；生薏苡仁健脾利湿，茯神健脾安神；龙骨镇静安神，炒酸枣仁养心安神，石菖蒲以开窍宁神；桃仁、丹参以养血活血；川牛膝引血下行使元神安。全方在补益心脾的同时兼以活血、养心、安神，使气血归脾，元神安宁。因此，遣方用药时须先辨明虚实及脏腑，然情志内伤往往多脏受累，扑朔迷离，区别不易，辨证时应于本质着眼，找出主要矛盾，针锋相对，否则即成隔靴搔痒。

本案辨证以心脾为中心，心脾的治疗就是气血的治疗，即益气、养血以补益心脾，这是治疗中心，配合活血化瘀之品使补血不留瘀、行血不动血，治血不忘调气，从而使气血归脾，元神安宁。

二、"和肝调营"治疗失眠

失眠，属肝郁营卫不和者，治以和肝调营。

邢某，女，49 岁。2004 年 9 月 16 日初诊。失眠 5 月余。

【初诊】患者 5 个月前无明显诱因出现失眠，入睡困难，每晚仅能

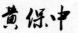
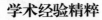

睡1~2小时，甚至彻夜不眠。在外院治疗予口服"氯硝西泮"疗效不佳。刻下症：失眠，入睡困难，全身乏力，头晕，纳差，自汗，咽干痛，咽部有异物感，舌质红，苔薄黄，脉弦滑。既往体健，平素性格内向，易生闷气，已绝经半年。诊断：失眠。证属肝郁营卫不和。治以和肝调营，方药如下：

处方

生龙牡各15g	炒柴胡12g	赤白芍各12g	麸枳壳12g
桂 枝10g	炙甘草10g	清半夏15g	全瓜蒌12g

4剂，水煎服，每日1剂。

【二诊】2004年9月20日。病史同前，服上药后咽痛、咽部异物感消失，夜寐仍差，入睡困难，每晚可睡4~5个小时，汗仍多，大便日行2~3次，不成形，舌质红，边有齿痕，苔薄黄，脉细。予前方加生黄芪30g，4剂，每日1剂。

【三诊】2004年9月25日。病史同前，服上方后咽部症状完全消失，汗出减少，夜寐较前明显改善，每晚可睡5个多小时，入睡较前容易，大便日行2~3次，成形，糊状便，舌红，边有齿痕，苔薄白，脉细。予上方，改生龙牡各24g，麸枳壳15g，5剂，每日1剂。患者服上方5剂后停药，随访2个月患者无明显不适，每日睡眠5个多小时，入睡尚可。病情稳定。

【按】失眠亦称不寐或不得眠、不得卧、目不瞑，是指经常不能获得正常睡眠为特征的一种病证。早在《素问·逆调论篇》中就有"胃不和则卧不安"的记载。在《金匮要略·血痹虚劳病》中亦有"虚劳虚烦不得眠"的论述。《景岳全书·不寐》进一步对形成不寐的原因作了精辟的分析："不寐证虽病有不一，然唯知邪正二字则尽之矣。盖寐本乎阴，神其主也。神安则寐，神不安则不寐；其所以不安者，一由邪气之扰，一由营气之不足耳。有邪者多实，无邪者皆虚。"本病患者正值更年期，且平素易生闷气，故必常常肝气郁结，见失眠、咽部异物感等症状；自汗、咽痛、头晕等症为营卫不和。如何理解营卫不和呢？患者肝气久郁，气郁不舒必血行不畅，故营卫不和即气血不和，故治以行气活血以调和营卫。初诊服4剂药后症状明显减轻，但仍入睡困难。考虑患者久久不入眠必思虑过度，心脾气虚，故二诊中重用黄芪以益气健脾。三诊时患者睡眠时间及质量明显改善，再加大安神之功，最终病愈。

三、"益气养血，滋阴降火"治疗不寐

入睡困难或睡后易醒，属气阴两虚、阴虚火旺证者，治以当归六黄汤化裁，益气养血，滋阴降火。

> 张某，女，38岁，2004年8月5日初诊。
> 入睡困难或睡后易醒5年。

【初诊】5年前，患者因劳累过度出现失眠，每夜服安定（或阿普唑仑），仅能睡3小时左右，入睡困难，睡后易醒，伴乏力，头晕，烦热，口干欲饮，二便正常，月经规律。经多方治疗无效。症见形瘦神疲，眼睑色淡，两颧潮红，舌质淡红，苔薄白少津，脉细数。诊断为不寐（顽固性失眠）。证属气阴两虚，阴虚火旺。治宜益气养血，滋阴降火。方用当归六黄汤化裁：

处方

黄　芪30g	当　归15g	生熟地各15g	黄　连6g
黄　芩15g	黄　柏15g	生龙牡各24g	茯　神10g

5剂。水煎服，每日1剂。

勿劳累，饮食多样化，调畅情志。

【二诊】2004年8月10日。患者烦热、失眠减轻，每晚可睡4小

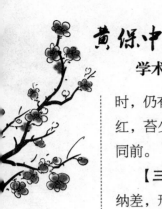

时，仍有乏力、头晕、口干，形瘦神疲，眼睑色淡，两颧潮红，舌质淡红，苔少有津，脉细数，上方加百合10g，清心安神，7剂，煎服法同前。

【三诊】2004年8月17日。患者失眠、头晕明显减轻，仍觉疲乏，纳差，形瘦，精神好转，两颧潮红消失，舌质淡红，苔薄白，脉细。加白术15g、枳壳9g，益气健脾，调理脾胃，7剂，煎服法同前。

【四诊】2004年8月24日。患者睡眠明显改善，每晚睡眠6小时左右，食纳增，疲乏减轻，饮食二便正常，神色可，舌质淡红，苔薄白，脉细有力。继服4剂巩固疗效。19剂后诸症均消，每晚睡眠6小时以上，不再服用西药等镇静药。继服4剂巩固疗效。

【按】失眠的病理变化总属阳盛阴衰，阴阳失交。《类证治裁·不寐论》云："阳气自动而之静则寐，阴气自静而之动则寤。"由于各种原因导致这种规律的破坏，均可导致失眠。本例因劳伤心脾，伤于心则阴血暗耗，伤于脾则食少形瘦，血气难复。因精血同源，气血乏源日久，必将导致阴精亏虚，虚火内生，阴液被扰，而致气阴两虚、阴虚火旺之顽固性失眠之症。故治疗立足益气养血、滋阴降火，运用当归六黄汤化裁。方中黄芪、当归，取其"当归补血汤"之意，益气补血；当归、生地黄、熟地黄滋阴养血，壮水之主以制阳光；黄连、黄芩、黄柏苦寒清热，泻火坚阴，使"壮年人肾阴强盛，则睡沉熟而长"（清·《冯氏锦囊卷十二·杂证方脉不寐合参》）；酌加茯神、生龙骨、生牡蛎潜阳安神。全方配合，共奏益气养血、安神、滋阴降火潜阳之功。治疗中佐以白术、枳壳益气健脾、行气畅中，防止苦寒滋腻药物碍胃，体现了处处固护胃气的思想。

四、"祛风化痰通脉"治疗眩晕

头晕，属风痰阻络者，治以祛风、化痰、通脉。

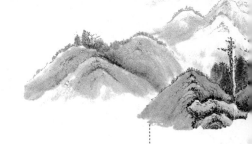

王某，女，33 岁。2004 年 9 月 2 日初诊。

头晕、头面部烘热 1 年。

【初诊】患者 1 年前外出劳累、受凉后感冒，经治疗感冒症状消失，但仍有头晕，反复发作，伴头面部烘热，部位不定，在本院神经内科口服中药汤剂及"防葛解痛片"效不佳。发病以来纳可，夜寐差，二便正常。消瘦，面黄，舌淡胖，六脉濡缓。头颅 CT 无异常。既往体健，月经规律，自认性格内向。诊断：眩晕。证属风痰阻络。治以祛风、化痰、通脉。方以天麻钩藤饮加味，方药如下：

处方

明天麻 12g	钩 藤 15g	半夏曲 12g	麸枳壳 10g
炒白术 12g	茯 苓 12g	炙甘草 6g	川 芎 15g
全当归 12g			

4 剂，水煎服，每日 1 剂。

【二诊】2004 年 9 月 6 日。患者诉服上药后症状好转，稍感头晕，头面部烘热发作次数减少，且持续时间缩短。舌质红，体胖大，苔白润，脉濡。上方加连翘 12g、全瓜蒌 12g 以清解郁热，化痰通络。

【三诊】2004 年 9 月 13 日。患者头晕、头面部烘热已消失，无明显身困乏力，纳食可，二便调，夜寐可，舌质红，体胖大，苔薄白，脉濡。前方继服，4 剂。患者服上药 4 剂后，无明显不适，纳食可，二便调。停药观察 1 个月未复发。

【按】眩晕是临床多发病。历代医家对其病因及治疗均有论述。《内经》有"诸风掉眩，皆属于肝"，"上气不足"，"髓海不足"等病因论述。《丹溪心法·头眩》则有"无痰不作眩"的主张，提出"治痰为先"的方法。《景岳全书·眩运》指出："眩运一证，虚者居其八九，而兼火兼痰者不过十中一二耳。"强调了"无虚不作眩"，治疗"当以

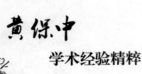

治虚"为主。现代多将本病分为肝阳上亢、气血亏虚、肾精不足、痰湿中阻4型进行论治。临床上眩晕往往病机错综复杂，各型证候相兼出现，治疗亦较为复杂，需要灵活变通。本病患者为外感后头晕伴头面部烘热，从发病过程、平素性格禀性及舌脉情况看，患者素体虚弱，脾失健运，痰浊中阻，复因外感风寒之邪，经治寒邪虽去，风邪未尽，风痰相搏，蒙蔽清阳，瘀阻脑脉，故见头晕；反复不愈，情绪不畅，肝失疏泄，郁而生热，热逆于上，故面部烘热；热扰心神，而见夜寐差。故其治疗以祛风化痰，活血通脉为法，方以半夏白术天麻汤加减。初诊服药后症状减轻。二诊时考虑风邪已解，痰湿渐去，故加用连翘、全瓜蒌清解郁热，化痰通络，以全力退邪，从而使病情向愈。从患者发病过程、舌脉情况看，本病病机要点为风、痰、瘀，辨证时牢牢抓住这些要点，有的放矢，药到病除。

五、"益气化痰法" 治疗老年晕厥证

老年晕厥，属气虚痰蒙证者，治以益气化痰，通脉开窍。

谢某，男，80岁。2006年9月21日初诊。
反复晕厥2年余，加重3个月。

【初诊】患者突然晕厥，发无定时，持续数秒后自行缓解，醒后如常人。在当地医院间断口服中药（具体方药不详），未予明确诊断，病情时轻时重。就诊时见其面色虚浮，肢体活动灵活，诉时有头痛，身困乏力，纳呆，腹胀，大便7~8天一行，舌胖大，边有齿痕，苔白厚腻，脉大。诊断为老年晕厥。证属气虚痰蒙证。故治以益气化痰，通脉开窍。自拟方，方药如下：

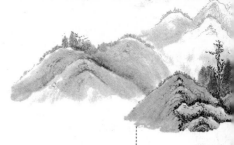

处方

生黄芪45g	鸡血藤15g	石菖蒲15g	远 志10g
川 芎12g	橘 红10g	丝瓜络10g	细 辛3g

水煎服，每日1剂。

若无不适，坚持服用。

【二诊】2007年6月25日。患者服药7剂，无明显不适，坚持服用3个月，发作次数减少，精神好转，面色少华，但无虚浮，纳食较前增多且食之有味，腹胀明显减轻，大便每天1行，质可，舌淡胖，苔薄腻，脉濡缓。效不更方，继予前方28剂。

【三诊】2007年12月24日。患者继服上方半年，半年来患者仅发作1次，且症状轻，头痛明显减轻，自述纳食较前增多，且食之有味，精神明显改善，大便通畅，每日1行，质可，面色较前润泽，精神可，语声洪亮，语音清晰。舌淡红，舌体胖，苔薄，脉濡缓。病情向愈，改为丸剂，间断服用，防止复发。

【按】晕厥，头目昏眩而不省人事，属虚者十之八九。仲景以痰饮为先，河间、丹溪谓："无痰不作眩"，痰浊为其现象，气虚是其本质。该患者为耄耋之年，老年虚损状态，脾肾亏虚，气血不足而致痰浊、瘀血等病理产物不断淤积于体内，这些病理产物又痹阻经脉而加重脾肾亏虚、气血不足，使病情反复，缠绵难愈。患者舌淡，为脾气虚；而舌苔白厚腻，脉大，是运化失权，水谷不能化生精微而酿湿成痰，弥漫中焦；遭肝风挟持，时时泛溢上冲，则眩晕扑倒。故扶正祛邪是根本治疗大法，取益气化痰，通脉开窍。方中重用黄芪以益气为君；橘红、丝瓜络以化痰通络，石菖蒲以化痰开窍，远志以安神，共为臣药；佐以鸡血藤、川芎以行气活血。方中应用少量细辛取其芳香走窜而能祛风之功，《本草正义》："细辛，芳香最烈，故善开结气，宣泄郁滞，而能上达巅顶，通利耳目，旁达百骸，无微不至，内之宣络脉而疏百节，外之行孔窍而直达肌肤。"本方应用细辛为画龙点睛之笔，既能祛风又可引诸药归经。

六、辨证治疗老年癫痫

老年癫痫，属风痰蒙蔽清窍证者，治以息风化痰开窍。

> 杨某，女，80岁。2005年8月8日初诊。
> 双手持物无力、手抖伴咬舌间断发作4年余。

【初诊】患者4年前无明显诱因时有双手持物无力，持物时手抖，且说话、进食时频服咬舌，未予重视故未做治疗。但上症逐渐加重，且发作频繁，于当地多家诊所口服中药治疗效不佳。刻下症：双手持物时无力，手抖，时常持物时端不住，手中之物时有落地，且伴咬舌头、咬口唇，纳可，夜寐差，二便正常，面色少华，精神较差，舌淡红，苔薄白，脉细滑。诊断：癫痫。证属风痰蒙蔽清窍。治以息风化痰开窍。方药如下：

处方

| 明天麻 12g | 白僵蚕 10g | 法半夏 12g | 石菖蒲 15g |
| 郁　金 10g | 枳　壳 10g | 川　芎 12g | |

水煎服，10剂，每日1剂。

若无不适，坚持服用。

【二诊】2005年10月10日。病史同前，上药坚持服用2个月，持物无力、手抖等症状较前减轻，咬舌减少，纳可，二便正常，舌淡红，苔薄白，脉细滑。效不更方，继服上方，坚持治疗。

【三诊】2006年2月16日。上方又坚持服用4个月，诸症明显好转，纳可，二便正常，舌淡红，苔薄白，脉细滑。嘱可做成丸药间断服用。

【按】 痫证是一种发作性神志异常的疾病，又名"癫痫"或"羊痫风"。《内经》所记述之"巅疾"包括本证在内。后代医家多认为本证系各种因素导致"脏气不平"、"痰涎壅塞"所致。如《丹溪心法·痫》篇也指出本证之发生"非无痰涎壅塞，迷闷孔窍"。对痫证的治疗，首先应辩明标本虚实。频繁发作时以治标为主，着重豁痰顺气，息风开窍以定痫；平时以治本为重，宜健脾化痰，补益肝肾，养心安神。该患者因4年来频繁发作持物无力、手抖及咬舌等，系肝风内动，风痰互结上扰清窍，故治疗以息风化痰开窍为主，遣方用药紧紧抓住风、痰两个关键病机，有的放矢。方中明天麻、白僵蚕以息风止痉；半夏、郁金以化痰；石菖蒲以化痰开窍；佐以枳壳、川芎行气活血通窍，而使病情好转。

七、"升举阳气，养血润燥"治疗老年便秘

老年便秘，属气血亏虚证者，治以升举阳气，养血润燥。

马某，男，72岁。2004年9月2日初诊。
便秘8年余。

【初诊】 患者8年来常见大便秘结，常需服麻仁丸、番泻叶，有时甚至靠"开塞露"纳肛刺激后方可排出。近7日又不大便，腹微胀，自服麻仁丸2日无效。刻下症：咳嗽，气喘，纳呆，口干欲饮不多，全身乏力。查体：神清，精神差，语声低微，面色不华，形体消瘦，肌肤甲错，舌质红，苔薄少津，脉细弱。诊断：便秘。证属气血亏虚。治以增液行舟，养血润下。方以增液汤加减，方药如下：

处方

生 地 15g	麦 冬 10g	玄 参 15g	生首乌 15g
火麻仁 10g	郁李仁 10g		
3剂，水煎服，每日1剂。			

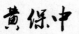

调护：少食多餐。

【二诊】 2004 年 9 月 6 日。3 剂后患者仍未排便，上述诸症未见改善，烦躁，舌质红，苔薄少津，脉细弱。上方加厚朴 10g，大黄（后下）6g，2 剂，每日 1 剂。

【三诊】 2004 年 9 月 9 日。服药后患者仍未排便，精神极差，食纳极少，诉虽有便意，但临厕努挣仍未解出大便，挣时汗出，气短而喘。舌质红，少津，脉细弱。证属气血亏虚，燥屎内停。治以升举阳气，养血润燥。方药如下：生黄芪 60g，升麻 10g，当归 20g，防风 10g，炙甘草 20g，2 剂，每日 1 剂，调护固本。

【四诊】 2004 年 9 月 11 日。患者诉服上药 1 剂后次日解大便一次，现腹胀减轻，但他症未见改善，舌质红，苔薄稍润，脉细。继用上方 4 剂。

【五诊】 2004 年 9 月 16 日。患者诉食纳好转，咳嗽气短、乏力、胸闷亦明显好转，大便日行一次，色黄不干。舌质红，苔薄稍润，脉细。继服原方 4 剂。嘱多样化饮食，多食蔬菜水果，适当运动。

【按】 便秘是由多种原因引起的，临床当根据其发病原因和临床表现，分辩虚实论治。实证有热结、气滞；虚证有气虚、血虚、阳虚，有时单一独见，有时相兼并见，临床中常因患者年龄、饮食习惯及平时用药情况等不同，往往病情错综复杂。本病患者年事已高，且长期便秘服用各种通便药导致肠道津液更加亏耗，加之见肌肤甲错，初诊辨证为血虚便秘，予增液汤加减以增液行舟，养血润下，但无效。二诊调整为增液承气汤，以加强通下之力，然仍无效，且更加虚弱。三诊患者诉虽有便意，但努挣不出，且气喘、气短，见舌红少津，脉细弱。再次斟酌辨证，患者虽血虚明显，但血虚日久必导致气血两虚，气虚下陷、肠燥津枯而燥屎内停，故治以升举阳气，养血润燥。重用黄芪、炙甘草以益气；升麻、防风升阳举陷；当归补血养血。组方精炼，药少量足，力求直中要害。果然服药 1 剂即解大便，腹胀减轻，故效不更方，患者大便规律，每日一次，乏力、气短等诸症明显改善，病情好转。因此，治疗老年便秘，既不能机械地用通下之法，亦不能一味润肠通便，而应根据不同的病因病机与临床证候，仔细斟酌，灵活变通，采用不同的治法。

八、"滋水清肝，凉血清热"治疗老年虚损发热

老年虚损发热，属气滞火郁、肝肾阴虚证者，治以滋水清肝，凉血清热。

> 胡某，女，63岁。2005年3月31日初诊。
> 上半身阵发性烘热10年。

【初诊】患者10年前无明显诱因出现上半身阵发性烘热，测体温正常，多处求医，口服中药汤剂及"六味地黄丸"治疗，症状时重时轻。发病以来无消瘦，腰背酸困，纳可，大便调，小便频。神色可，颜面血丝缕缕，舌尖红，少苔，脉弦细数。平素性格内向，易烦躁，易生闷气。诊断：老年虚损发热。证属气滞火郁，肝肾阴虚。治以滋水清肝，凉血清热。方药如下：

处方

炒柴胡12g	赤白芍各15g	麸枳壳10g	生甘草6g
女贞子15g	旱莲草15g	丹　皮12g	炒山栀10g

4剂，水煎服，每日1剂。

【二诊】2005年4月21日。坚持服上药20剂，自觉症状好转，现仍头晕、头部发热，小便频，腰背酸困不适，食纳可，二便调，夜寐可，舌质红，苔薄白，脉细滑。证属气郁化火，火郁伤阴。予上方加青蒿12g。10剂，水煎服，每日1剂。

【三诊】2005年5月9日。服药10剂，头晕、头部发热、小便频、腰背酸困不适均明显改善，精神较前好转，停药1周，感觉良好。舌脉

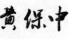

同前，前方继用。10 剂，水煎服，日 1 剂。患者服上方 10 剂后，精神可，症状无反复，遂停药。观察 3 个月病情稳定未复发。

【按】老年虚损发热属内科内伤发热范畴，由情志、饮食、劳倦等病因所引起，临床多表现为低热，气血、阴精亏虚及脏腑功能失调是其共同的病机。《丹溪心法·火》云：“凡气有余便是火”。《景岳全书·火证》说：“阴虚者能发热，此以真阴亏损，水不制火也。”本病患者即兼有此两种情况。患者自觉身热，从舌脉看虚实错杂，既有气机郁滞而气郁化火，又有肝肾阴虚、阴虚火旺，故治疗时以疏肝解郁，滋养肝肾，凉血清热。二诊时身热明显减轻，但患者自觉头晕、头部发热，考虑为气郁化火、火郁伤阴，导致虚火上炎，故加用青蒿以清虚热。临床上，内伤发热证候错综复杂，多兼杂多种证候，病程多缠绵难愈，因此，对老年虚损发热的治疗应针对气郁、血瘀、气虚、血虚、阴虚等不同证候而立法遣方，切忌一见发热便用辛散或苦寒之品。对内伤发热来说，发散易于耗气伤津，苦寒则易伤败胃气或化燥伤阴，反使病情加重。

九、“益气敛阴通阳”治疗自汗

自汗，证属气阴两虚者，治以益气敛阴通阳。

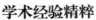
于某，男，24 岁。2005 年 7 月 2 日初诊。
间断汗多 6 年余，加重 1 周。

【初诊】患者 6 年前无明显诱因出现汗多，每因活动或受热汗出明显，头面部较甚，有烘热感，无盗汗，曾服中药，效不佳。纳食可，夜寐差，二便调，小便色黄，舌质淡红，苔薄润，脉弦细。诊断：自汗。证属气阴两虚。治以益气敛阴通阳，方药如下：

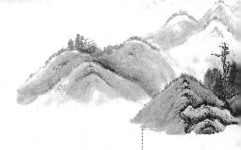

处方

生黄芪45g	太子参15g	麦 冬10g	北五味12g
炙甘草10g	桂 枝10g	山萸肉10g	

5 剂，水煎服，每日 1 剂。

【二诊】2005 年 7 月 9 日。病史同前，患者仍有烘热汗出，头面部较甚，无盗汗，纳可，二便正常，舌质淡红，苔薄润，脉细。上方加生龙牡各 15g，7 剂，每日 1 剂。

【三诊】2005 年 7 月 16 日。患者服上药后烘热汗出减轻，乏力，纳可，二便正常，夜寐差，舌质淡红，苔薄润，脉弦细。上方加地骨皮 12g，7 剂，每日 1 剂。

【四诊】2005 年 7 月 23 日。患者汗出消失，偶有烘热，夜寐可，纳可，二便正常，舌质淡红，苔薄白，脉弦细。继用上方 7 剂，巩固疗效。

【按】自汗，由于阴阳失调，腠理不固，而致白昼时时汗出，动辄益甚者。汗为心之液，由精气所化，不可过泄。《景岳全书·汗证》对汗证作了系统的整理，认为自汗属阳虚，盗汗属阴虚。但是他认为："自汗盗汗，亦各有阴阳之证，不得谓自汗必属阳虚，盗汗必属阴虚也。"故在治疗自汗时不应拘泥于气虚、阳虚。现代中医认为，对自汗的辨证，应着重辨别阴阳虚实。一般来说，自汗多属气虚不固，盗汗多属阴虚内热，但病程日久者则会出现阴阳虚实错杂的情况，自汗久则可以伤阴而出现气阴两虚之证，本病患者即属此种情况，患者每因活动或受热即大量出汗，以头面部较甚，有气虚之象；自汗日久损耗阴精必致气阴两虚，则见头面烘热、脉弦细等阴虚发热之症，故治以益气敛阴通阳。方中重用生黄芪、太子参以益气固表；麦冬、五味子以养阴敛汗；桂枝、山萸肉以温阳；炙甘草以甘润缓急。患者服上方 5 剂后仍烘热汗出，故二诊加龙骨、牡蛎以固涩敛汗，服药 7 剂后患者症状明显减轻，

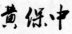

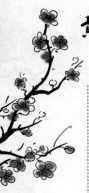

学术经验精粹

在三诊中又加地骨皮以清退虚热，使邪退汗止。患者再服 7 剂后症状基本消失，仅偶有烘热，又予 7 剂后停药，随访半年后病情稳定。

十、"祛风胜湿，益气固表"治疗自汗

汗出、身体困重 2 周，辨为风湿伤表，治以祛风胜湿，益气固表，方用防己黄芪汤。

> 李某，女，44 岁。2009 年 3 月 6 日就诊。
> 汗出、身体困重 2 周。

【初诊】 2 周前，患者因受凉后出现发冷，全身不适，出汗，无发热，头痛头重，咽痛，乏困无力，自服"强力银翘片"无效，在私人诊所静点抗生素（具体不详）5 天，咽痛消失，余症仍存在，随求中医治疗。症见：全身阵发性汗出，汗量不多，身体困重不适，头痛头重，怕冷，小便少，大便正常，精神差，面色萎黄，行动缓慢，舌淡红，体胖，苔薄白，脉濡滑。血常规提示：淋巴细胞稍高，余正常。尿常规正常。诊断为自汗。证属风湿伤表。治以祛风胜湿，益气固表。方用防己黄芪汤。

处方

防 己 12g	黄 芪 15g	白 术 15g	甘 草 6g
生 姜 6g	大 枣 6g		

7 剂，水煎服，每日 1 剂。

避风寒，忌劳累，忌辛辣。

【二诊】 2009 年 3 月 13 日。患者药后头痛、怕冷、出汗消失，仍有轻微头重、乏力、肢体不适，饮食二便正常，夜寐可，精神好转，面色较前有光泽，步履轻快，舌淡红，苔薄白，脉滑。服药症状明显减轻，辨证准确，效不更方，继用前方巩固疗效。7 剂，水煎服，每日 1 剂。

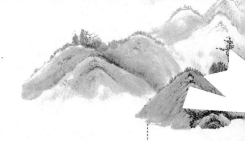

避风寒，忌劳累，忌辛辣。

【三诊】2009 年 3 月 20 日。患者共服药 2 周，诸症消失。神色可，饮食二便正常，舌淡红，苔薄白，脉滑。目前症状消失，停药。嘱患者加强锻炼，饮食忌油腻，避风寒，忌劳累。

随访半年，无复发。

【按】《类证治裁·汗症》指出"若夫风湿相搏，时自汗出，恶风自汗"。自汗一症，表证、里证、虚证、实证均可出现，正如《伤寒明理论》指出："自汗……亦各有阴阳之证，不得谓自汗必属阳虚"。因此，自汗要辨明外感时病与内伤杂病的不同。本案因外感发病，既有风邪袭表之证，又有湿邪侵袭及气虚之象。风湿之邪侵袭肌表，伤及卫阳，致腠理开阖失司，则出现阵发性汗出，恶风怕冷，头痛头重之症；风湿之邪闭阻经络，经络不通，则肢体困重；脾气虚，面色萎黄、乏力；舌脉为风湿之邪侵袭之象。故辨为自汗，证属风湿伤表。治以祛风胜湿，益气固表。方用防己黄芪汤治疗。防己祛风行水，黄芪益气固表，行水消肿；白术补气健脾祛湿；甘草培土和中，调和药性；生姜、大枣解表行水，调和营卫。诸药合用，益气祛风，健脾利水，使风邪得除，表气得固，脾气健旺，水湿运化，于是风湿之表虚痊愈。

风邪在表，法当汗解，但其人表虚，若强汗之，必重伤其表，反招风邪，表虚当固，单纯固表，则风邪不除，水湿不去。因此，益气固表与祛风行水并用取得很好疗效。正如《金匮心典》云：风湿在表，法当从汗而解，乃汗不待发而自出，表尚未解而已虚，汗解之法，不可守矣，故不用麻黄出之皮毛，而用防己驱肌肤之里……然非芪、术、甘草，焉能使卫阳复振"。

十一、"益气固表，清利湿热"治疗盗汗

盗汗，为气虚不固、湿热内蕴之证，治以益气固表、清利湿热。

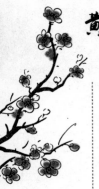

枣茉，女，70 岁。2009 年 3 月 5 日初诊。
盗汗半月。

【初诊】患者近半月来夜间盗汗多，汗出湿透衣服，入睡困难，每晚休息 4、5 个小时，食纳可，大小便正常。精神可，面色㿠白虚浮，舌质淡，舌体胖，苔薄中厚黄腻，右脉弱，左脉弦细滑。诊断为盗汗。证属气虚不固，湿热内蕴。治以益气固表，清利湿热。自拟方药如下：

处方

| 太子参 15g | 北五味 12g | 炒酸枣仁 12g | 防　风 10g |
| 生薏苡仁 12g | 赤小豆 10g | | |

4 剂，每日 1 剂。

调护：少量、多次、多样化饮食，畅情志。

【二诊】2009 年 3 月 9 日。患者诉汗出减少，夜寐仍差，入睡困难，食纳可，大小便正常，面色㿠白虚浮，脉舌同前。治疗后患者症状改善，辨证准确。此病证为虚实夹杂，故治疗扶正与祛邪兼顾，治疗仍以益气固表、清利湿热为主，加用生黄芪 24g，与防风合用，取玉屏风散之意以加强益气固表止汗之功。7 剂，每日 1 剂。调护同前。

【三诊】2009 年 3 月 16 日。患者盗汗已明显减少，睡眠差，入睡易醒，食纳可，大小便通畅，面色㿠白虚浮，舌体胖，舌质淡，苔薄润，六脉濡滑。治疗后汗出减少，舌苔好转，湿热大部分已除，但患者入睡仍困难，考虑与热邪内扰有关，故治疗在益气固表、清利湿热基础上，加用元参以清热解毒。自拟方药如下：

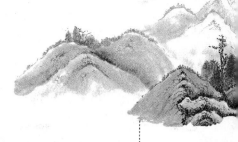

处方

太子参 15g	元　参 12g	北五味 12g	生薏苡仁 12g
赤小豆 10g	陈　皮 10g		

7 剂，水煎服，每日 1 剂。

调护：畅情志，少量、多次、多样化饮食。

【四诊】2009 年 3 月 23 日。患者服药盗汗基本消失，睡眠好，食纳可，大小便通畅，舌质红，苔薄白，脉濡滑。继服前方 5 剂以巩固疗效。

随访半年，病情稳定。

【按】盗汗为汗证的一种。汗亦为血液所化生。盗汗由于阴阳失调，营卫不和，腠理不固，而致汗液外泄失常所致的病证。虽《丹溪心法》曰："盗汗属血虚、阴虚"；《临证指南医案》谓："阴虚盗汗，治当补阴以营内"。但此病人年已七十，除汗出外，伴有夜寐差、舌淡体胖、苔中厚腻等，故其辨证当属气虚不固，湿热内蕴，故治疗当以益气固表、清利湿热为主。

初诊之方，方中以太子参、北五味益气敛汗，二者共为君药；生薏苡仁、赤小豆清利湿热，炒酸枣仁养心安神，三者共为臣药；防风解表除湿。诸药合用，共达益气固表、清利湿热之功。二诊时加用生黄芪与防风，取玉屏风散之意而加强益气固表止汗之功。三诊时汗出减少，舌苔好转，湿热大部分已除，但患者入睡仍困难，考虑与热邪内扰有关，故治疗在益气固表、清利湿热基础上，加用元参以清热解毒。四诊时症状基本消失，服药以巩固疗效。此案治疗中用药不多，但紧抓病机要点及患者年老这一生理特点，遣方用药，疗效颇佳。

十二、痛泻要方治疗泄泻

泄泻，属肝郁脾虚证者，治以疏肝健脾，缓痛止泻。

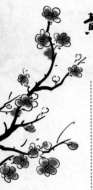

李某，女，32岁。2005年1月13日初诊。
反复腹泻4年。

【初诊】患者4年前无明显诱因出现凌晨4、5点时腹痛、腹泻，泻后痛消。多方治疗效不佳。以后逐渐出现因情绪变化而加重，自服"逍遥丸"效不佳。纳食一般，乏力，小便正常，面色黄，腹软，腹部无压痛及反跳痛，肝脾肋下未触及，舌淡红，苔薄白，脉弦滑。诊断为泄泻。辨证为肝郁脾虚证。治以疏肝健脾，缓痛止泻。方拟痛泻要方加减，方药如下：

处方

炒白术90g　　炒白芍60g　　炒陈皮45g　　防风45g。

4剂，水煎服，每日1剂。

【二诊】2005年1月17日。病史同前，服上药后腹痛、腹泻明显减轻，纳可，小便正常，舌淡红，苔薄白，脉细滑。继用前方4剂。

【三诊】2005年1月24日。病史同前，服上方后症状消失，纳可，二便正常，舌淡红，苔薄白，脉细。给予口服和肝理脾丸，每次1丸，每日3次，连服1个月，巩固疗效。

【按】泄泻是指排便次数增多，粪便稀薄，甚至泻出如水样而言。导致泄泻的原因大致有感受外邪、饮食所伤、情志失调、脾胃虚弱、肾阳虚衰等。原因不同则治法不一。本病特点为泄泻与情绪变化密切相关，故考虑患者泄泻主要为情志失调所致，忧思恼怒，精神紧张，以致肝气郁结，横逆乘脾，运化失常而成泄泻。正如《景岳全书·泄泻》说："凡遇怒气便作泄泻者，必先以怒时夹食，致伤脾胃，故但有所犯，即随触而发，此肝脾二脏之病也。盖以肝木克土，脾气受伤而然。"本方白术健脾燥湿，白芍养血柔肝，陈皮理气醒脾，防风升清止泻。四药相配，补脾土，调气机，养中有疏，不舒肝则肝气自舒，不止泻而泻

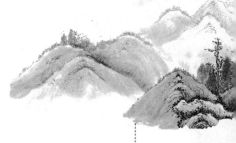

自止。

用痛泻药方治疗腹泻，很多人都会，但并不一定奏效。本案患者辗转治疗4年，未能治好之腹泻，先生仅用8剂药，便药到病除，原因何在？在于药量的变化。本案辨证应该很容易，选方亦不难，难就难在药量。先生在本案治疗中的药量为常用量的数倍，再一次提醒我们：对疑难病的治疗，一定要有胆有识，知常达变，不可墨守成规，一成不变。

十三、"温中固肾"治疗泄泻

大便溏薄，或稀水样便反复发作，属脾肾虚寒、湿邪困滞证者，治以温中固肾，方用理中丸和四神丸加减。

> 苏某，女，58岁。2009年1月12日初诊。
> 大便溏稀，甚至呈稀水样8月余。

【初诊】8个月前，患者无明显诱因出现大便稀溏，甚至如稀水样，时轻时重，曾在本院消化科住院治疗，病情稍好转，仍时有发作，发作时大便每日2～3次，大便溏薄，或稀水便，时觉腹部隐痛，伴腰以下发冷，纳可，喜热食，小便可，眠可。形体适中，面色萎黄，胃脘腹部轻压痛，舌暗红，舌根部苔薄黄腻，脉弦而有力。中医诊断：泄泻，证属脾肾虚寒，湿邪困滞；西医诊断：慢性肠炎。治以温中固肾。方用理中丸合四神丸加减。

处方

党 参15g	炒白术15g	炙甘草10g	干 姜10g
肉豆蔻10g	补骨脂15g	炒薏苡仁15g	

5剂，水煎服，煎2次，共取药汁约450ml，分3次服，每次150ml。

嘱少食多餐，饮食多样化。

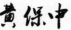

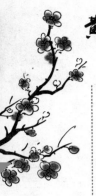

【二诊】2009 年 1 月 19 日。患者服药 5 剂，症状明显减轻，稀水便消失，早饭后大便溏，下肢发凉。面色萎黄，腹部无压痛，舌暗红，舌根部苔薄黄腻，脉弦而有力。辨证仍为脾肾两虚，湿邪困滞。继用前方加淡吴茱萸 6g，北五味 10g，温中散寒，补肾收敛。6 剂，水煎服，每日 3 次。少食多餐，忌过食油腻。

【三诊】2009 年 7 月 9 日。2009 年 1 月，患者服药 11 剂后，稀水便消失，余症均减轻，停药已半年，未再复发。现大便成形，一日一次，天冷仍觉膝下发冷，食后腹略胀，矢气后好转，夜间明显。时有头晕，面色萎黄，但较前有光泽，舌体胖，舌质暗红，苔薄，脉濡缓。依据舌、脉、症，辨为虚损证，辨证仍为脾肾两虚，湿邪困滞。继用前方（2009 年 1 月 19 日方）加炒山药 15g，莲子肉 10g，加强益气健脾补肾之力。6 剂，水煎服。

【四诊】2009 年 7 月 16 日。患者症状减轻，稍有腹胀，偶有头晕，怕冷，二便调。面色萎黄，但较前有光泽，脉濡缓，舌淡红，苔薄腻。药后大便正常，舌苔变薄，湿邪困滞症状已除。依据目前舌、脉、症，辨证仍为脾肾两虚。诊断为虚损证。证属脾肾两虚。治以补中固肾。自拟方：炙甘草 10g，桂枝 10g，补骨脂 12g，肉豆蔻 6g，吴茱萸 6g，北五味 12g，炒山药 15g。6 剂，水煎服。

【五诊】2009 年 7 月 23 日。患者仍略感腹胀，偶头晕，耳鸣，纳可，神色可，舌淡红，苔薄腻，脉细。脾虚则腹胀，肾虚则头晕，耳鸣，依据目前舌、脉、症，辨证仍为脾肾两虚。治以补中固肾。继用上方去炙甘草，加生黄芪 15g，莲子肉 12g，加强健脾益气力量。6 剂，每剂煎 2 次，分 3 次服。

【六诊】2009 年 8 月 6 日。患者已停药 1 周，饮食二便正常，无其他不适。来院复查。舌淡红，苔薄腻，脉细有力。病情痊愈，停药。

嘱饮食多样化，少量多餐。注意防寒保暖，勿使用空调冷气，忌生冷食品。

随访半年无复发。

【按】泄泻又称腹泻，是指大便稀薄或呈水样便，伴有大便次数增多。本案为中年女性，调摄不当，出现大便溏稀，甚至呈稀水样8个月余。多方治疗效不佳。症见大便溏稀，呈稀水样，晨起或饭后易泄，每日2~3次，偶觉腹部隐痛，腰以下发冷，纳可，喜热食，小便可，眠可，面色萎黄，舌暗红，舌根部苔薄黄腻，脉弦而有力。依据舌、脉、症辨为"泄泻"，证属脾肾虚寒，湿邪困滞。治以益气温阳补肾，健脾利湿。一诊方用理中丸和四神丸加减。药用：党参、炒白术、炙甘草健脾益气；干姜、肉豆蔻温中散寒；补骨脂补肾阳；炒薏仁健脾利湿。诸药合用达到了温阳制水湿作用。

二诊时稀水便已消失，症见早饭后大便溏，下肢发凉，面色萎黄，腹部无压痛，舌暗红，舌根部苔薄黄腻，脉弦而有力。辨证仍为脾肾两虚，湿邪困滞。在前方基础上加用吴茱萸温中散寒，北五味补肾收敛止泻，增强补中固肾效果。服药11剂后腹泻之症即消失，停止治疗半年，腹泻未复发。三诊为半年后复诊，腹泻虽止，仍有脾肾两虚、湿邪困滞之象，治疗在二诊用药的基础上，加炒山药、莲子肉，加强益气健脾补肾，巩固疗效。四诊、五诊，无腹泻，舌苔变薄，湿邪困滞之象消失，仍有脾肾两虚之象，按虚损论治，补中固肾，后期用药特点是在温中散寒补肾药中加入桂枝、黄芪。桂枝可以温经通阳，鼓舞阳气，加强温中补肾阳的作用；黄芪补气升阳，可"补丈夫虚损，五劳羸瘦"，与山药、莲子、补骨脂等配伍，可加强补脾肾之阳气的作用。

腹泻有虚实之别，虚性腹泻多久病，时发时止，且伴有体虚脉弱等虚象，反复不愈。急性腹泻多急暴，病程短，治疗不及时或不当可能成为慢性腹泻。此案腹泻反复发作，缠绵不愈，伴有脾肾两虚征象，虽然舌脉有湿邪困滞之实象，究其湿邪的根本仍为脾虚所致。正如《景岳全书·泄泻》谓"久泻无火，多因脾肾之虚寒也"。因此本案辨为慢性腹泻，证属脾肾虚寒，湿邪困滞。因摄生不当，导致脾肾两虚。脾胃虚

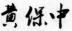

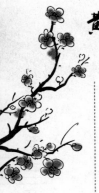

弱，不能受纳水谷运化精微，以致水反成湿，谷反成滞，湿滞内停，清浊不分，混杂而下，遂成泄泻。久病损伤肾阳，肾阳虚衰，命火不足，则不能温煦脾土，运化失常，引起泄泻。如《景岳全书·泄泻》云："泄泻之本，无不由于脾胃"，"肾为胃关，若肾阳不足，关闭不密，则大便下泄"。本案抓住病机要害，辨证为脾肾两虚，湿邪困滞，治疗注重两脏同时调补，温中健脾固肾治其本，取得了显著疗效。

十四、辨证治疗大头瘟

大头瘟属湿热内蕴，风邪外扰，治以疏风清利湿热。

> 白某，男，66 岁。2008 年 11 月 29 日初诊。
> 头面红肿 1 天。

【初诊】患者 1 天前外出归来后自觉头面焮热，遂用冷水洗脸，至傍晚头面红肿焮热，今日遂来就诊。刻下症：头面红肿，全身水肿，纳可，夜寐差，皮肤瘙痒，双目干涩。查体神清，精神欠佳，面目鲜红，心肺、腹部体征未见异常，舌稍红，苔薄腻，六脉濡缓。诊断为大头瘟。辨证为湿热内蕴，风邪外扰证。治以疏风清利湿热。自拟方，方药如下：

处方

防　风 10g	蝉　蜕 10g	生石膏 15g	生甘草 10g
生薏苡仁 15g	赤小豆 12g		
3 剂，水煎服，每日 1 剂。			

【二诊】2008 年 12 月 20 日。患者复诊头面红肿及全身水肿均明显减轻，稍轻咳，舌淡红，苔薄黄腻，脉弦。考虑患者风邪已解，湿热内蕴明显，故继用上方加桔梗 12g，3 剂。

随访 2 月未复发。

【按】大头瘟属瘟毒病，所谓瘟毒病，即咽喉肿痛，耳的前后及面颊部肿胀，面色红赤，或咽喉不痛而只有外面肿胀，严重的出现耳聋，俗称"大头瘟"、"蛤蟆瘟"。该患者即属于后者。患者内有湿热，冷水洗面后阳气不得宣发，湿热更加内伏，加之外感风邪而发病。方中防风、蝉蜕以疏风；生石膏以清热；生薏苡仁、赤小豆以利湿。二诊时患者风邪已解，出现咳嗽症状，有肺失宣降之证，故加入桔梗以开宣肺气而利咽喉。本方未用黄芩、黄连之品以清利湿热，因为本病为初起时，病在气分，未到中焦，所以不能用清里热的药物，以免损害中焦。

本病属温病范畴，重在辨证，治疗时结合卫、气、营、血辨证及三焦辨证，患者就诊时处于卫、气分证，且病在上焦，所谓"治上焦如羽，非轻不举"。故用药特点：一是药物大多轻清上浮，直达病灶；二是清热药物用生石膏以清气分热，并未立即给予黄连等清里热之品，从而达到药到病除的效果。

十五、"益气活血，化痰祛湿通络"治疗筋痹

关节僵硬，属气虚血瘀、痰湿阻络证者，治以益气活血、祛风除湿、化痰通络。

> 苟某，女，50岁。2009年7月29日初诊。
> 双手关节僵硬1年。

【初诊】患者双手关节僵硬1年，活动后减轻，与季节及冷热刺激无关，不伴有关节肿痛、发热等，曾多处就诊，查血沉、风湿3项等均未见异常；给予口服多种中西药（具体不详），效不佳。刻下症：双手指僵硬，午后双下肢水肿，食纳可，夜寐好，二便通畅，无发热、恶寒。检查：神色可，双手指关节形态无异常，关节周围无红肿，舌质淡红，苔薄腻，脉沉缓。此病属痹证范畴，因仅表现为关节僵硬，故当为五体痹中的筋痹。中医诊断为筋痹，证属气虚血瘀、痰湿阻络，治以益

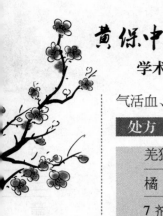

气活血、祛风除湿、化痰通络。

处方

羌独活_各10g	桑寄生 15g	太子参 15g	丹　参 15g
橘　红 10g	丝瓜络 10g		
7 剂，每日 1 剂。			

调护：暑天勿贪凉。

【二诊】2009 年 8 月 4 日。服上药后双手关节僵硬减轻，尤以右手大拇指为明显，午后双下肢肿胀减轻，常感左肩麻木，夜间左臂偶有疼痛，纳可，大小便通畅，神色、形体可，舌质淡红，苔腻，六脉濡缓。前方加天麻 12g，僵蚕 10g，7 剂，每日 1 剂。调护同前。

【三诊】2009 年 8 月 12 日。服药后右手指僵硬未再加重，左手指僵硬明显好转，纳可，二便正常，舌质淡红，苔薄腻，六脉濡缓。前方加葛根 12g。7 剂，每日 1 剂。

【四诊】2009 年 8 月 20 日。诉服药后双手指僵硬已基本消失，但近两日又出现左肩麻木，夜间左臂偶有疼痛，纳可，二便调，舌质淡红，苔薄白，脉缓。前方加鸡血藤 12g，7 剂，每日 1 剂。

【五诊】2009 年 8 月 28 日。患者诉已无明显不适，手指关节活动自如，双下肢无肿胀，食纳可，大小便通畅，睡眠好，舌质红，苔薄白，脉缓。继服 8 月 20 日方 5 剂以巩固疗效。

【按】《素问·痹论》中言："风、寒、湿邪三气杂至合而为痹。其风气胜者为行痹，寒气胜者为痛痹，湿气胜者为着痹也。"此病仅表现为关节僵硬，故当为五体痹中的筋痹。其基本病机为"气虚不固"、"风寒湿三气杂至"，故治疗当以扶正祛邪兼顾。依据其舌、症、脉，辨证属气虚血瘀、痰湿阻络，治以益气活血、祛风除湿、化痰通络为法。

初诊方中应用羌、独活祛风散寒胜湿的同时，重用太子参以益气扶正；"肝主筋"、"肝肾同源"，故又加用桑寄生以补益肝肾；"病久必致瘀生痰"，故加用丹参以活血，橘红、丝瓜络以化痰通络。

二诊其手指僵硬减轻，但左肩、臂出现麻木、疼痛等症状，仍属痹证范畴。依据其舌、症、脉等，辨证仍属气虚血瘀、痰湿阻络，故治疗仍以益气活血、祛风除湿、化痰通络为法。因虫类药物有"搜剔"之性，故治疗中加用僵蚕等以加强息风止痉、祛风化痰之功。

总之，在辨证中把握正气不固、风寒湿三邪为患的基本病机，确定扶正与祛邪兼顾的治疗大法，并贯穿于疾病始终。其组方有如下特点：扶正为主，兼以祛邪；重视脏腑关系，重视虫类药物的应用。

十六、"温阳固肾" 治疗甲状腺功能减退

甲状腺功能减退症，证属脾肾阳虚者，治以温阳固肾。

> 王某，女，52 岁。2009 年 1 月 10 日初诊。
> 乏力身困，全身水肿半年余。

【初诊】患者于半年前无明显诱因感乏力身困，全身水肿，以眼睑、双手水肿明显，畏寒怕冷，时有全身冷汗，曾在其他医院诊断为"甲状腺功能减退症"，并多处就诊服用中西药物治疗，但效果不显。就诊时见其精神较差，面色无华，颜面虚浮，手足肿胀，表情淡漠，述乏力身困，畏寒怕冷，时有全身冷汗，舌暗红，苔薄腻，脉沉弦。诊断为水肿（甲状腺功能减退）。证属脾肾阳虚。治宜温阳固肾，处方如下：

处方

独 活 12g	桑寄生 15g	仙 茅 12g	仙灵脾 12g
生黄芪 15g	全当归 10g		

6 剂，水煎，每日 1 剂。

调护：嘱少食多餐，饮食多样化。

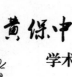
【二诊】2009 年 1 月 17 日。药性平和，患者症状较前减轻。神色脉舌同前，继用前方加炙甘草 10g，桂枝 10g。6 剂。

【三诊】2009 年 2 月 2 日。药服 6 剂，患者自感症状减轻，自行原方继服，现双手水肿、怕冷减轻，全身冷汗消失，仍有乏力身困。舌脉同前，继用前方加干姜 10g，6 剂。

【四诊】2009 年 2 月 9 日。患者仍有颜面双手水肿，发作快，休息后消失，乏力身困。阳气来复，但气血不和尤甚。治以温阳通络。独活 12g，桑寄生 15g，仙茅 12g，仙灵脾 12g，太子参 15g，丹参 15g，川芎 12g，4 剂。

【五诊】2009 年 2 月 14 日。患者症状完全消失，前方加知母 10g，14 剂。

【六诊】2009 年 2 月 28 日。病情平稳，前方去知母，14 剂。

【七诊】2009 年 3 月 14 日。患者病情平稳，无不适。宜补益脾肾，予补中益气丸 10 粒，上午服，金匮肾气丸 10 粒，睡前服。嘱坚持服用，巩固疗效。

【按】甲状腺功能减退症是由多种原因引起的甲状腺激素合成、分泌或生物效应不足所致的一组内分泌疾病。多发于中年女性。临床多有畏寒、乏力、少言懒动、动作缓慢等表现，有的可呈现表情淡漠、面色苍白、眼睑水肿、唇厚舌大等。患者诊断符合以上特征。患者起居失常，失于调摄，劳倦内伤，脾肾功能受损，而致脾失健运，肾失开合，使精微不能化生，水湿不得敷布，膀胱气化不利，而成脾肾阳虚之水肿。故临床多采用"温阳固肾"法治疗。正如《景岳全书·肿胀》所说："温补即所以气化，气化而痊愈者，愈出自然。"方中仙茅、仙灵脾温肾壮阳，祛寒除湿；《本草纲目》云："仙茅性热，补三焦、命门之药也。唯阳弱精寒，禀赋素怯者宜之。"独活祛风湿、解表，桑寄生祛风湿、补肝肾，二者共用，使水湿之邪从上下而去；黄芪补气健脾，利水消肿；当归活血通经，使补而不滞，水湿排出之路畅通；在此基础

上再加入桂枝通阳化气，炙甘草补脾益气，干姜健运脾阳，川芎活血通脉，从而使阳气来复，气血调和，水肿消退。

十七、"滋阴，清热，益气"治口舌生疮

反复口舌生疮、口渴，证属气阴亏虚、阴虚火旺者，治以滋阴清热益气，自拟方治疗。

> 张某，女，74岁。2009年2月16日初诊。
> 口舌生疮、口渴3月余。

【初诊】患者3个月前因患慢性支气管炎住院治疗期间出现口舌生疮、口渴欲饮，诊断为"口腔溃疡"，口服维生素、消炎药、胸腺素片等药效果不佳，气管炎控制后仍反复出现口渴欲饮、口舌疼痛、有溃疡。为求中医诊治遂来我院。刻下症：口舌生疮，口渴欲饮，身困乏力，头胀痛，口舌疼痛，纳差，夜寐一般，大便干燥，4～5天一行，小便正常，老年面容，舌红绛少苔，舌面及口腔生疮数个，周围微红，创面发白，六脉沉弱。中医诊断：老年虚损（口舌生疮），证属气阴亏虚，阴虚火旺。西医诊断：口腔溃疡。治以滋阴清热，益气通腑排毒。

处方

大生地15g	黄 连5g	麦 冬10g	元 参15g
火麻仁12g	桃 仁12g	麸枳壳15g	生白术24g

4剂，每日1剂。

嘱少食多餐，饮食多样化，淡盐水漱口。

【二诊】2009年2月21日。患者服药后食之有味，口渴症状较前减轻，大便通畅，但服药后时有胃痛，食道、胸部胀满，纳差。余无不适，面色丰润，舌红润，无苔，舌面糜烂减轻，疮面减少，脉濡细。继用前方加半夏曲12g，健胃和中，增进食欲。5剂，少食多餐，多样化

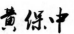
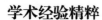

饮食，淡盐水漱口。

【三诊】2009 年 2 月 28 日。患者药后胃胀痛已缓解，现食之有味，纳食增加。余无不适，神色可，舌面有少许糜烂、微红，舌红少苔，六脉细滑。辨证为气阴亏虚，内热郁结。治以滋阴清热，益气活血补肾。继用上方去火麻仁、半夏曲，加用太子参 15g，益气养阴；加川牛膝 15g，引血下行以降上逆之火。5 剂，每日 1 剂。调护同前。

【四诊】2009 年 3 月 9 日。患者仍感舌干，口干，舌右侧稍痛，大便 2 日一行，形色正常，口舌无溃疡及糜烂，舌红少苔，脉濡缓、滑。继用前方，麸枳壳加至 15g，加强行气之力；加天花粉 15g，加强滋阴清热之力，缓解口舌干燥。5 剂，每日 1 剂。调护同前。

【五诊】2009 年 3 月 14 日。患者能食便通，无口舌疼痛症状，饮食二便正常，神色可，口舌糜烂消失，舌稍红，苔润，脉缓。大便已通，继用前方，去桃仁，改用赤芍 15g，清热解毒，活血凉血。5 剂，每日 1 剂。饮食多样化。

停药 2 周后，电话随访，诉饮食二便正常，无其他不适。嘱饮食多样化，少食多餐。注意防寒保暖。随访半年无复发。

【按】口舌生疮是临床常见病，表现为口腔或舌局部溃烂、疼痛。部分患者常反复发作，甚至溃疡久不愈合，非常痛苦，严重影响着患者生活质量。本病多由心脾积热，外感热邪，或脾胃湿热，阴虚阳亢所致。古代文献中，又称此病为口破、口疳、口疡，发生在舌的称舌疡。

口疮一症，多属于火，但有实火与虚火的区别，或因烟酒不节，或多食肥甘厚味，留滞生热，或外感风热、湿热之邪，入里化火，或情志郁结，久而化火，多属实火；素体阴虚，热病伤阴，或睡眠不足，长期疲劳而致人身体衰弱而生火，多属虚火。暴病多为实火，久病多为虚火，虚火又有阴虚与气虚两端。

本案临床既可见身困乏力，纳差，大便不畅，口疮周围微红，创面发白，六脉沉弱之气虚症状，又有口渴欲饮，头胀痛，口舌疼痛，舌红

绛少苔，形体消瘦等阴虚火旺症状。阴虚日久，必伤及气，气虚又常伴阴虚。故辨证为气阴两虚，阴虚火旺，治以滋阴清热，通腑排毒。方用大生地、黄连、麦冬、元参滋阴清热解毒；火麻仁、桃仁清热润肠通便；麸枳壳、生白术行气畅中、益气健脾，并有益气通便作用。

二诊时出现胃部不适，饮食减少，加用半夏曲以健胃顾护胃气。三诊时加用太子参益气养阴，气阴双补治其本；川牛膝引血下行以降上逆之火。四诊时，口疮等明显好转，仍有口干，故用天花粉加强滋阴清热之力，缓解口舌干燥。五诊时，诸症已基本消失，能食便通，故及时去掉桃仁，改用赤芍活血，防止通便过度，影响胃肠功能。本案用药有以下特点：气阴双补，滋阴清火与行气畅中的药物相佐，防止滋腻药物碍胃，时刻顾护胃气。

十八、"益气固摄，调和阴阳" 治疗崩漏

月经淋漓不断，属气不摄血、冲任失调证者，治以益气固摄、调和阴阳。

褚某，女，54 岁。2000 年 1 月 17 日初诊。
间断性月经淋漓不断 3 年。

【初诊】患者 3 年前无明显诱因出现月经淋漓不断，持续 7 ~ 8 个月，经西医治疗（具体用药不详）月经正常。1 年前，又出现上述症状，持续两个月余，经在西京医院住院治疗后，月经周期正常，但量少。1 周前又出现阴道出血不止，在西安市第四医院就诊，行清宫止血治疗，病理诊断为月经期子宫内膜，并嘱其继续口服避孕 2 号。患者腰痛，晨起颜面、手足肿胀，双下肢困重，时有烘热自汗，大便不调，时干时稀，神色形体一般，舌淡红，苔薄白，脉沉细。诊断：崩漏，证属气不摄血，冲任失调。此为肾之气阴不足，致封藏不固，冲任失约，不能摄血，水湿不化，阴虚生热，故见经来无期，淋漓不断，腰痛，晨起

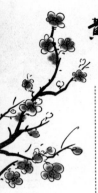

颜面、手足肿胀，双下肢困重，时有烘热自汗等气不摄血、冲任失调之证。治宜益气固摄，调和阴阳。拟方当归补血汤合二仙汤加减。

处方

生黄芪 30g	仙鹤草 15g	知　母 12g	黄　柏 12g
全当归 15g	仙灵脾 12g	仙　茅 12g	乌贼骨 15g

4 剂，每日 1 剂，水煎。

【二诊】2000 年 1 月 31 日。药服 4 剂，上症消失，再服 3 剂，无不适而停服。近日来月经淋漓漏下又作，色鲜红，伴少腹不舒，大便不畅，舌红润，苔薄，脉细。前方加贯众炭 15g，赤、白芍各 12g，麸枳壳 14g，6 剂，水煎，分 3 次服用。

【三诊】2000 年 2 月 17 日。药后，患者阴道出血停止，近日又觉腰部隐痛，断续发作，双手及颜面肿胀，大便日 2~3 次，质可，舌红，苔薄，脉沉细。前方加杭菊花 12g，甘枸杞 12g，6 剂，水煎，分 3 次服用。

2008 年 12 月 1 日因其他不适前来就诊，翻阅病历，追问前事，述当年药后上述诸症消失，至今未再发作。

【按】崩漏既是妇科常见病，亦是疑难重症。以经血非时暴下或淋漓不尽为临床特征。《内经》云："阴虚阳搏谓之崩。"《诸病源候论》指出："冲任之脉虚损，不能约制其经血，故非时而下。"患者年逾七七，肾之气阴不足，致封藏不固，冲任失约，不能摄血，水湿不化，阴虚生热，故见经来无期，淋漓不断，腰痛，晨起颜面、手足肿胀，双下肢困重，时有烘热自汗等气不摄血、冲任失调之证。治宜益气固摄，调和阴阳。拟方当归补血汤合二仙汤加减。方中黄芪补气培元，固中摄血；仙茅、仙灵脾温补肾阳；知母、黄柏苦寒泻火坚阴；当归养血和营；乌贼骨收敛止血；仙鹤草收敛止血，补虚强壮。诸药合用，共奏益气固摄，调和阴阳之功。又根据临证变化，适当加味，从而使迁延 3 年之崩漏得以痊愈，不再复发。

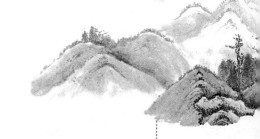

第四章　养生保健经验

先生年已八旬，虽偶有小恙，但思维敏捷，精神、体力尚可，仍能坚持从事门诊、带教及会诊等工作；先生虽不过分强调养生保健，没有特别的兴趣爱好，更没有养生保健的至理名言，但在其日常生活及病人诊治中，处处体现了养生调理的理念。

精神养生

跟师多年，先生从未教导过我们怎样做人，但从其待人处事、言谈举止中，我们深深体会到先生人格的伟大。他淡泊名利，心胸豁达，待人平和。和我们交谈时，处处展现出一位资深阅丰的长者风度和见识，解开我们心头一个个的谜团；又像一位敬爱慈祥的父亲，不时地拂去我们心头的浮躁。对待病人，不管是衣衫褴褛、众人避之不及的最底层穷苦百姓，还是衣着高贵、众人追捧的富商名人，他都是一视同仁，给予诊治。在诊疗中，他特别重视精神情志的调理，几乎每位患者诊疗结束时，他都要给句"情志平和"的医嘱。中医学中的"情志"是指人对外客观事物的刺激所做出的情绪方面的反应，即喜、怒、忧、思、悲、恐、惊。调畅情志主要是通过对客观环境或事物情绪反应的自我调节，转变人的思维方式，调节人的情绪状态，从而达到心身健康的方法。总

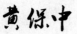

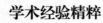

结先生日常所言，调畅情志常从以下几方面入手：

一、少私寡欲，知足常乐

工作之初，先生一家居住在祖上留下的四合院内；后来由于城市规划，又住在 70 平方米左右的安置房，既无暖气，又无煤气，但先生并无怨言。随着孩子们的出生和长大，房子日渐拥挤，先生仍无怨言。在担任院长期间，老大、老二两个儿子相继成家，他既没有利用自己的职务为自己换间大一点的房子，也没有用自己手中的权力为孩子们解决住房问题。医院分房他考虑的是老中医及更困难的职工。在退休后，他的住房再次面临城市规划而拆迁，他仍未向医院伸手，经卫生局、医院领导等的多方协调，他才住上了单位有暖气的住房，面积亦不足 70 平方米，但他自己很满足，说："组织对我这么好，我没有理由不继续努力工作。""我是中医院的人，中医院培养了我，只要我有能力，我就要尽我所能，为中医院尽一份力，小车不倒只管推。"所以退休后他一直受聘担任医院的技术顾问，并且一直坚持每周三次的专家门诊，两次查房及院内外的会诊等工作，直到近年年事日高，身体衰老，才减少了门诊及查房次数。相关科室每因查房、会诊给予适当的酬劳，先生从不收取，或将其用于请医生及护士聚餐。先生经常教导我们说："有功才能有位。只有工作做好了，才能找到自己的位置。"正因为他生活上从不奢求，工作上积极主动，技术上精益求精，所以无论是在学术界和医护圈内，还是在病患之中，先生的口碑一直很好。

二、戒骄戒躁，心胸豁达

先生的学识、人品在学术界评价很高，但他从未因此骄傲自满，故步自封。几十年来，他坚持阅读《中国中医药报》、《中医杂志》、《医学与哲学》等报纸、期刊，不断学习新的知识，了解新的学术动态。他常说："他山之石，可以攻玉"。他善于学习、采纳他人经验和见解。

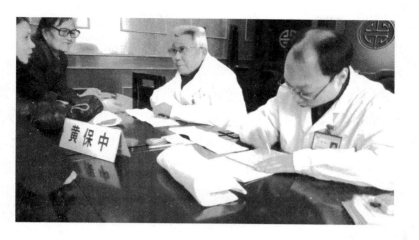

黄保中主任医师门诊工作照（右二）

每每听到新的疗法、新的药物，都要多方寻找相关资料，进行研究，了解其治法及药物的特点，并在临床验证，为己所用。先生心胸豁达，喜欢听取病人、学生、同行的反面意见，从不因自己是专家、名老中医而排斥、贬低、诋毁他人。他常说："偏听则暗，兼听则明。每个人思路都有局限，只有多听他人的正面和反面的意见，才能不断提高。"

三、多行善事

多行善事，古人称"积德行善"，现在则叫"助人为乐"。多年来，先生几乎是围绕病人转，家里、路上、医院，哪里都是他为病人诊病的场所；病房、门诊、会诊，只要病人需要，他随叫随到。对于慕名远道而来的病人，他常常牺牲休息时间及时给病人诊治，有时下班后虽然很疲劳，但看着家属焦急等待的面孔，不论认识还是不认识，只要没有其他安排，他都要坚持外出为病人会诊。他常说："我们也有亲人，亲人平安，是我们最大的幸福。"退休后，他根据医院的安排，增加周六门诊以满足患者要求，对于未能挂上号的病人，他经常推迟下班，给病人先行看病，下次补号。经济困难的人，他甚至出钱为病人买药。

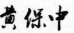

四、心态平和，免生"三气"

多年来，无论面对什么问题，我们从未见先生生气，对子女、学生总是耐心解释、谆谆教导。面对病人的倾诉和问题，他几乎很少打断，总是仔细倾听，认真剖析，耐心解释。病人所有疑问，在他这里总能得到一个满意的答案。"三气"指闲气、怨气和闷气，"人比人，气死人"，先生常劝导病人要保持心态的平和，不要和别人攀比，凡事要看到积极的一面，不要盲目轻信闲言碎语，更不要有怨气、生闲气、生闷气。对于个别肝气郁结、情绪不畅的患者，先生在诊治时甚至要花很长的时间进行疏导。

食疗养生

先生提倡饮食多样化、少食多餐。几乎每个病人的医嘱中都有此项提示。他认为：吃百家饭，尝千种味，粗细、荤素、生熟搭配，才有助于健康。他常说，吃饭犹如开中药，亦有君、臣、佐、使，相互配伍，只有配合得当，才能既有营养，又饱口福。治疗中，先生亦常给病人开食疗处方：对于肝硬化腹水的患者，常嘱其食用鲤鱼赤小豆汤以补充蛋白、利尿消肿；对于湿浊较重的病人，常叮嘱他们可间断食用麻辣烫、粉汤羊血等以辛温燥湿；对于脾胃虚寒，大便稀溏者，又让他们喝羊奶、食羊肉等以温补脾胃。几十年来，先生唯一的嗜好就是饮酒、喝茶、抽烟，他认为酒是粮食的精华，又可以消毒，正常人适当饮用对身体有益。不管是一两块钱一瓶的二锅头，还是上千元的五粮液，一天二三两绝对不成问题。先生喜饮、善饮，但他喝酒却很少喝醉。先生常说:茶叶中含有多种化学物质，如鞣酸，Vit A、Vit C、Vit B 等。饮茶可补充人体必需的一些微量元素，对人体某些疾病也有防治作用。多喝茶水可使人兴奋，有强心、利尿、收敛、杀菌、消炎等作用，长期喝茶水，能消除疲劳、增强记忆力。研究表明，饮茶可降低人体血液黏稠度，防止血栓形成，减少毛细管的通透性和脆性以及降低血清胆固醇和增加高密度脂蛋白，有预防心血管疾病的作用，并有抗衰老和增加免疫力的功效。吸烟害处很多，但也要辨证看待，吸烟可以提神。同时他指出：对于长期吸烟的人，烟已经参与他们全身的代谢与平衡，不能突然戒断，而应循序渐进，逐渐少抽，以致戒断。否则，可能导致内在平衡失调、紊乱，而导致不适，甚至生病。

起居、劳逸、四时养生

长期以来，先生都有早睡早起的习惯，有时因看书或者工作耽误了，他次日一定适当补觉进行调整，同时亦引导病人培养良好的作息习惯。工作疲劳时，除活动肢体外，他还经常听秦腔、看电视以减轻压力，或抽支烟调整思维。多年来，无论春夏秋冬，他一直坚持冷水洗脸，所以体质一直较好。先生虽曾因胆结石、胃穿孔手术治疗，但身体均很快恢复。他遵守"春捂秋冻"的自然规律，根据四时变化及时添加衣服，但是再冷的冬天，都一直拒绝戴帽子，认为这样可保持头脑清醒，但却很少感冒。他重视"春夏养阳，秋冬养阴"，所以他夏天照样喝白酒，冬天照样喝刚从冰箱取出的啤酒，但从未因此而生病。

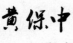

运动健身，按摩保健

　　先生强调要多动，他坚持每天外出走动，几十年来，他一直坚持步行上班，连上、下楼都不坐电梯，只是最近三四年，体力减退，上、下楼时才乘坐电梯。晚上睡觉及早上起床前，他坚持叩齿、搅舌、揉耳、鼓腮、搔头、揉腹、敲背、蹬腿，他将其称为"床上八段锦"。正是他不经意间的保健养生，所以一直精力充沛，且很少失眠；头发虽花白，但并不稀疏，甚至还有黑发新生。他还常用棉签蘸酒精在耳朵局部进行按摩以改善听力。他将自己的保健方法教给病人，对于失眠患者，还建议他们热水泡脚、足底按摩、平卧脚尖上翘、数数等以改善睡眠，确实具有促进入睡、改善睡眠的作用。

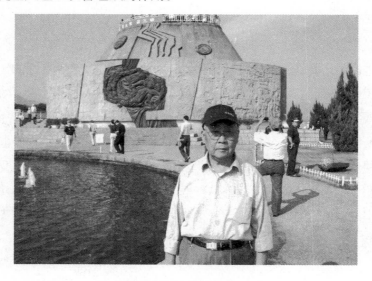

黄保中主任医师生活照

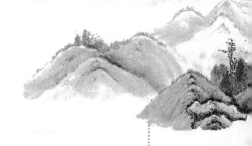

预防保健用药

先生并不排斥日常使用预防保健药物。对于年老体质差者，他常建议病人服用 21 金维他等以补充各种维生素及其他微量元素。他常用的药物还有防风通圣丸、和肝理脾丸等。防风通圣丸为金元时期刘河间制定的方剂，处方由防风、荆芥穗、薄荷、麻黄、大黄、芒硝、栀子、滑石、桔梗、石膏、川芎、当归、白芍、黄芩、连翘、甘草、白术（炒）18 味中药组成。方中以防风、荆芥穗、薄荷、麻黄疏风解表，使风邪从汗而解；以大黄、芒硝泄热通便，使里热积滞从大便而解；配滑石、栀子清湿利尿，引邪热从小便排出；用黄芩、石膏、连翘、桔梗清泄肺胃积热；加入川芎、白芍、当归养血和血，白术健脾燥湿，甘草调和诸药。诸药配合，具有发汗解表、清热除湿、攻下除滞、养血和血的作用，对风热壅盛、表里俱实所致的各种病证，均有很好疗效，历代医家对此方推崇备至，民间亦有"有病没病，防风通圣"之说。所以无论男女老少，他均提倡每周可服 1 ~ 2 包防风通圣丸以清理胃肠，调和表里，平衡内外。和肝理脾丸是先生受张锡纯《医学衷中参西录》中"肝脾双理丸"之启发，自拟之方剂，该方由赤、白芍各 15g，冰片 3g，肉桂 6g，薄荷、连翘各 12g，厚朴 10g，香附 6g 等组成，炼蜜为丸。方中赤芍、白芍与甘草配伍，取《伤寒论》芍药甘草汤之意以酸甘化阴、缓急止痛，共为君药。冰片醒脾；连翘升浮宣散，活十二经之气血，具有解毒、活血通络之功而清内脏之毒素，又善理肝气，既能疏肝之郁又能平肝气；薄荷味辛性平，能宣通脏腑，疏通经络，具有疏肝解郁之功；肉桂补火助阳、散寒止痛、温经通脉而达鼓动阳气、激发免疫功能

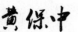
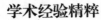

之效，四者共为臣药。厚朴味苦性温，具有温中燥湿、行气除满之功，为温中下气之要药；香附疏肝理气、调经止痛，二者共为佐药。方中寓有"甘以缓之，酸以敛之，辛以散之"之意，具有醒脾健胃、疏肝通络、行气活血、散寒止痛之功，是治疗肝病的基础用药。先生还将此药用于肝郁脾虚的食欲不振、腹痛、腹泻之人及经常痛经的妇女。长期服用，疗效颇佳。正常人服用亦能醒脾开胃，增进食欲，进而改善体质。

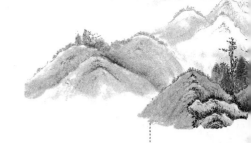

参 考 文 献

1. 黄保中，赵崇学．谈统一中医病名的几个问题［J］．陕西中医学院学报，1983，4：1－4

2. 黄保中．肝炎诊治的几点体会［J］．陕西中医，1983，4（3）：17

3. 黄保中．肝炎的辨证论治［J］．学术讲座（内部资料），1983，1：28－32

4. 黄保中．从外感热病45例的证治观察试谈外感热病的证治统一规律［J］．学术讲座（内部资料），1983，1：24－27

5. 李幸仓．黄保中主任医师治疗病毒性肝炎、肝硬化的经验［J］．陕西中医，1997，18（7）：315－316

6. 李晓燕，黄小林．黄保中老中医治疗病毒性肝病用药经验［J］．新中医．1999，31（11）：6－7

7. 李晓燕，黄小林，吕文哲．鼓胀汤治疗肝硬化腹水38例［J］．中西医结合肝病杂志，2000，10（2）：14

8. 雷成阳，李晓燕，黄小林．和肝理脾丸治疗慢性肝炎90例［J］．中西医结合肝病杂志，2000，10（3）：30

9. 弓显凤，蒲兰元，缐胤生．肝痹汤治疗抗痨药后肝损害的疗效观察［J］．中医杂志，2000，41（3）：157

10. 吕文哲，李晓燕．肝积汤治疗瘀胆性肝炎10例［J］．陕西中医，2001，22（7）：412

11. 李晓燕，郭小平，李幸仓．黄保中辨治肝病黄疸的经验［J］．陕西中医学院学报，2002，25（6）：16

12. 吴文平，凌曼芝，李幸仓．肝积汤治疗慢性乙型肝炎60例［J］．陕西中医，2004，25（9）：779－781

13. 吕文哲，李晓燕．敷脐散敷脐配合鼓胀汤治疗肝硬化腹水30例临床观察［J］．河北中医，2006，28（6）：430－431

14. 李晓燕，吕文哲，黄小林．肝积合剂对肝硬化门静脉高压的影响［J］．中西医结合肝病杂志，2006，16（6）：334－335

15. 吴文平，吕文哲．黄保中治疗肝硬化腹水经验［J］．河北中医，2011，33

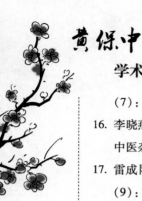

（7）：967 - 968

16. 李晓燕，吕文哲，黄小林，吴文平，孔莹 . 黄保中辨治病毒性肝病经验［J］. 中医杂志，2011，52（16）：1360 - 1363

17. 雷成阳 . 黄保中运用仲景方治疗急症验案举隅［J］. 陕西中医，1999，20（9）：407

18. 雷成阳，黄小林 . 黄保中运用泻下通腑法治疗内科危急重症经验［J］. 中国中医急症，2000，6（12）：271

19. 雷成阳，赵华 . 黄保中老师治疗慢性肾衰竭经验拾萃［J］. 新中医，2000，32（9）：13

20. 雷成阳 . 黄保中辨治慢性肾小球肾炎经验拾零［J］. 山西中医，2000，16（1）：3

21. 刘素香，吕文哲，张胜利 . 黄保中诊治外感热病经验撷萃［J］. 中医药学刊，2005，23（7）：1192

22. 刘素香，许新文 . 平衡疗法防治上呼吸道感染70例——黄保中主任医师诊治外感病经验［J］. 河南中医，2005，25（10）：23

23. 刘素香，宋超，白丽君 . 蒌贝枳桔二陈汤治疗慢性阻塞性肺疾病38例临床观察［J］. 浙江中医杂志，2007，42（12）：703

24. 李晓燕 . 黄保中治疗杂病经验举隅［J］. 山西中医，2000，16（2）：8

25. 刘素香，吕文哲 . 黄保中运用当归六黄汤治验举隅［J］. 河北中医，2005，27（9）：646

26. 吕文哲，刘素香，李晓燕 . 和肝理脾丸治疗杂病举隅［J］. 辽宁中医学院学报，2005，7（6）：598

27. 吕文哲 . 黄保中治疗杂病经验举隅［J］. 辽宁中医杂志，2006，33（1）：112